ELMAR TRUNZ-CARLISI | DR. MED. DETLEF PAPE
DR. MED. RUDOLF SCHWARZ | HELMUT GILLESSEN

SCHLANK IM SCHLAF

Der
Fitness-Turbo

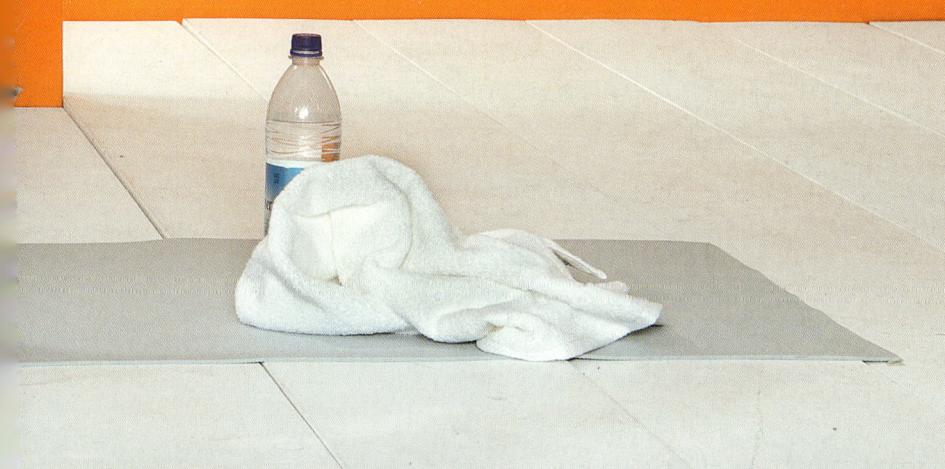

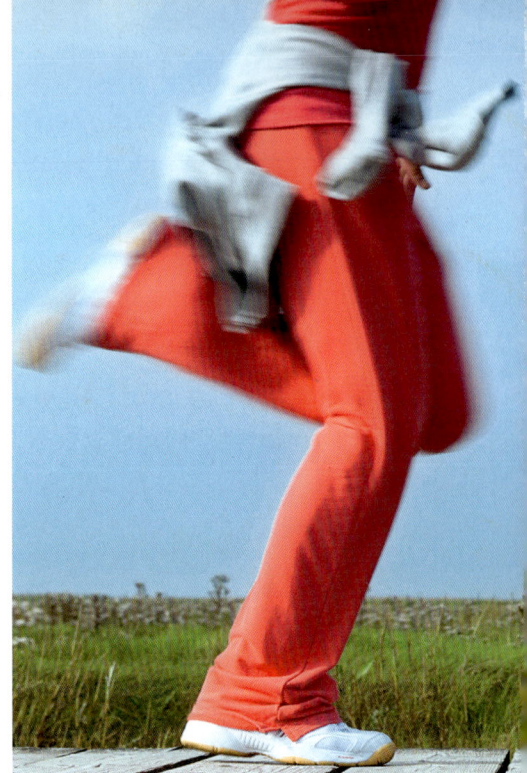

THEORIE

PRAXIS

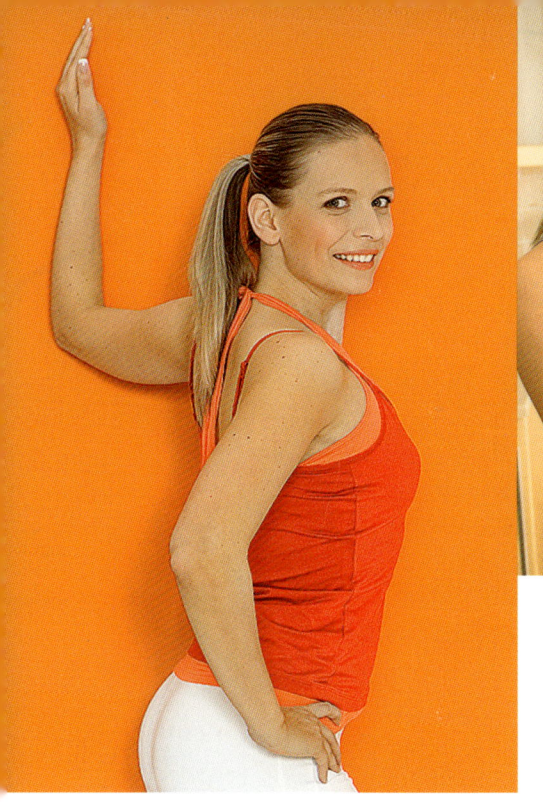

**ESSEN & TRINKEN,
DAS FIT MACHT. 111**

SERVICE

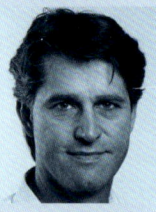

Elmar Trunz-Carlisi ist Sportwissenschaftler und leitet das Institut für Prävention und Nachsorge in Köln. Er ist auf Gesundheitssport und Fitness spezialisiert und veröffentlichte viele Beiträge in Publikums- und Fachzeitschriften, in Büchern, im Rundfunk und TV. Außerdem ist er als Referent/Dozent tätig.

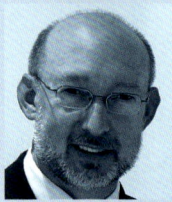

Dr. med. Detlef Pape ist Facharzt für innere Medizin. In seiner Praxis in Essen bietet er seit 1993 eine Adipositas-Beratung mit Diätprogramm an – in 15 Jahren nahmen über 6000 Teilnehmer rund 40000 Kilogramm ab! Dr. Pape entdeckte dabei die zentrale Bedeutung von Insulin als »Fettmasthormon« und entwickelte daraus die Insulin-Trennkost.

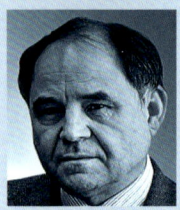

Dr. med. Rudolf Schwarz ist Facharzt für innere Medizin und Arbeitsmedizin, Ernährungsmediziner und Psychotherapeut. Als leitender Arzt des betriebsärztlichen Dienstes ist er verantwortlich für die Gesundheitsprävention bei den Stadtwerken Köln. Als Ernährungsmediziner beschäftigt er sich mit dem Biorhythmus des menschlichen Stoffwechsels.

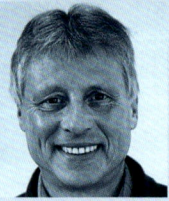

Helmut Gillessen, seit 2009 im Ruhestand, war 20 Jahre lang Personalleiter der Stadtwerke Köln und ehrenamtliches Vorstandsmitglied der Health Care NRW. Er gibt seine Ausdauersporterfahrungen in Vorträgen und Seminaren weiter. 1999 gab er gemeinsam mit Dr. Schwarz den Impuls für die Gesundheits- und Fitness-Initiative im Stadtwerke-Köln-Konzern.

EIN WORT ZUVOR

Vielleicht haben Sie bereits vom Schlank-im-Schlaf-Konzept gehört oder auch eigene Erfahrungen damit gesammelt? Wir freuen uns über die große positive Resonanz von Lesern unserer Bücher und von den Teilnehmern an der Adipositas-Schwerpunktberatung. Auch in Internetblogs und -foren finden sich spannende Berichte über Erfolge mit dem Schlank-im-Schlaf-Prinzip. »Schlank im Schlaf« ist ein Ernährungs- und Trainingskonzept, das den Hormonstoffwechsel und den Biorhythmus zum Abnehmen nutzt. Sie halten damit das Dickmacherhormon Insulin in Schach und heizen die Fettverbrennung im Körper optimal an – und die findet vorwiegend im Schlaf statt.
Das SiS-Konzept ist nicht nur einfach und in jedem Alltag umsetzbar, sondern vor allem dauerhaft wirksam und erfolgreich. Weil Fett vor allem in der Skelettmuskulatur verbrannt wird, ist Körpertraining fürs Schlankwerden und -bleiben sehr wichtig. In diesem Buch stellen wir neue Bewegungsprogramme vor, die auf individuelle Bedürfnisse zugeschnitten sind. Mit ihnen können Sie Ihren Abnehmerfolg beschleunigen und viel für Ihre Fitness, ein gutes Körpergefühl und eine straffere Silhouette tun. Mehr Alltagsaktivität, ein Ausdauertraining, das den Fettstoffwechsel anregt, sowie einfache Übungen zum Muskelaufbau – kombiniert mit Insulin-Trennkost: So aktivieren Sie Ihren körpereigenen Fitness-Turbo und schaffen es, in wenigen Wochen überschüssige Pfunde loszuwerden. Der gefürchtete Jo-Jo-Effekt bleibt bei diesem Lebensstil garantiert aus! Schließlich ist Ihr Fitness-Turbo nicht nur wirksam, wenn Sie aktiv sind. Er arbeitet rund um die Uhr und hilft Ihnen so dabei, im Schlaf schlank zu werden! Wir wünschen Ihnen mit unserem neuen Fitnessprogramm viel Spaß und vor allem turboschnellen Erfolg!

Ihr Schlank-im-Schlaf-Expertenteam

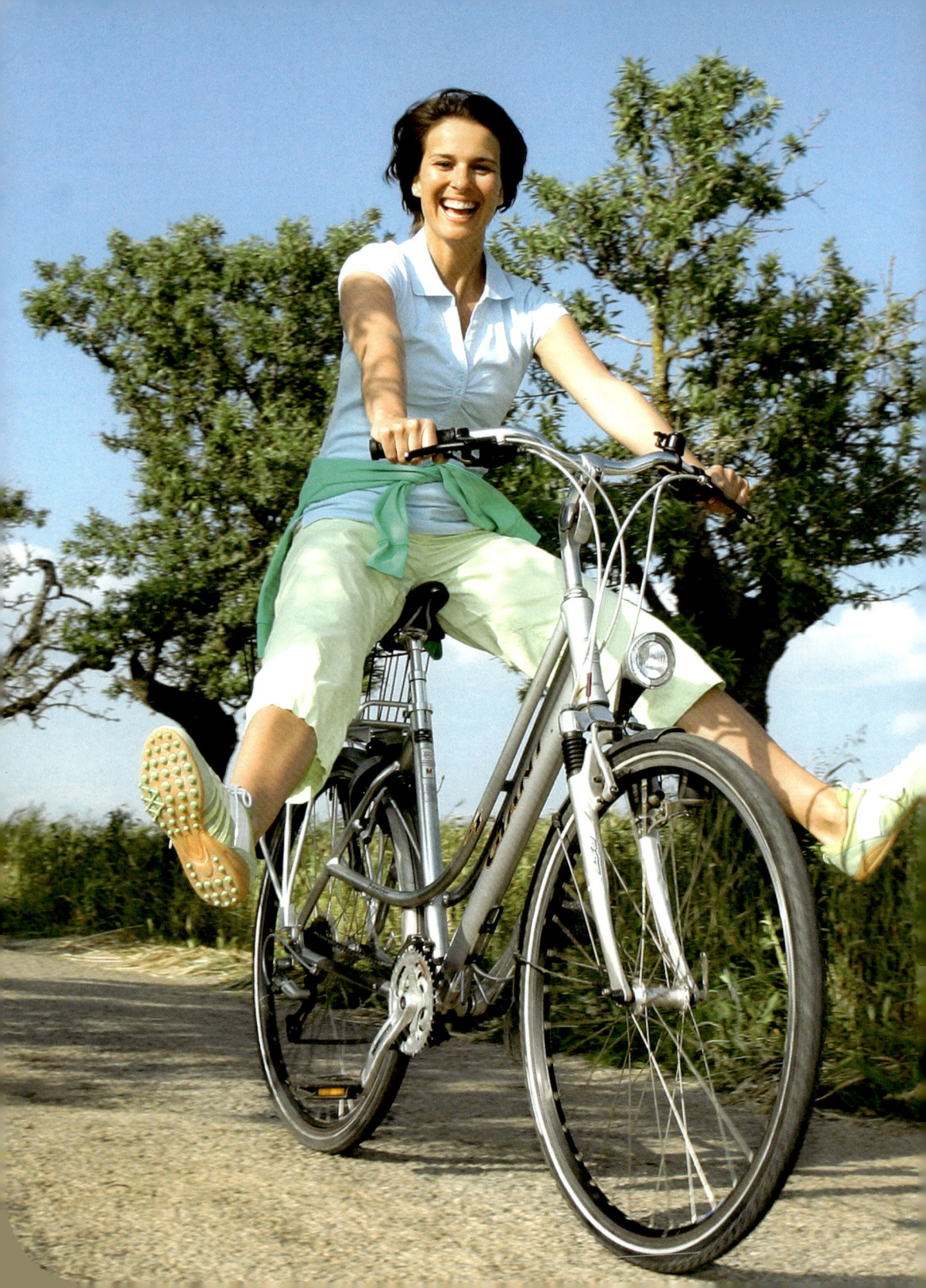

DAS ULTIMATIVE FITNESS-KONZEPT

Schnell und nachhaltig abzunehmen funktioniert ganz einfach, wenn wir unseren Energieverbrauch steigern: mit Bewegung – und das in der richtigen Tagesdosis.

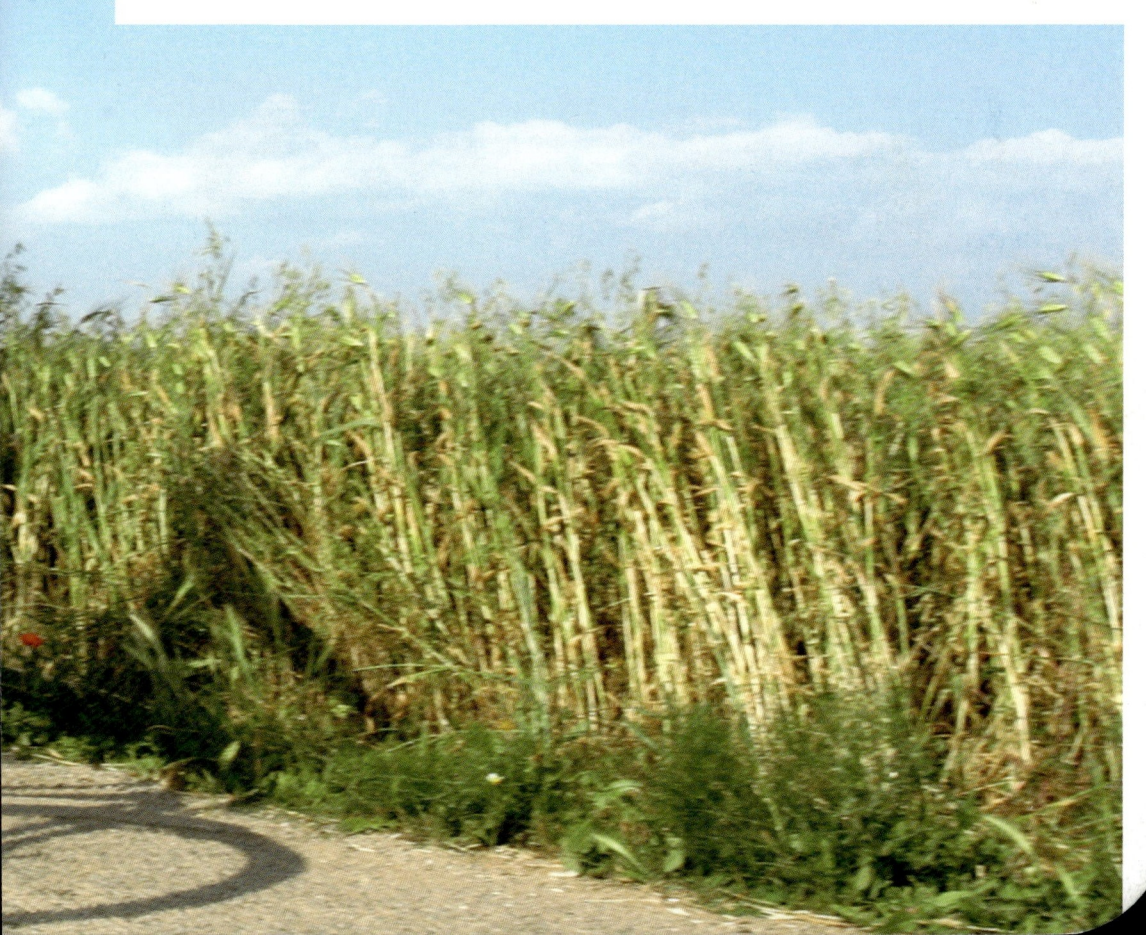

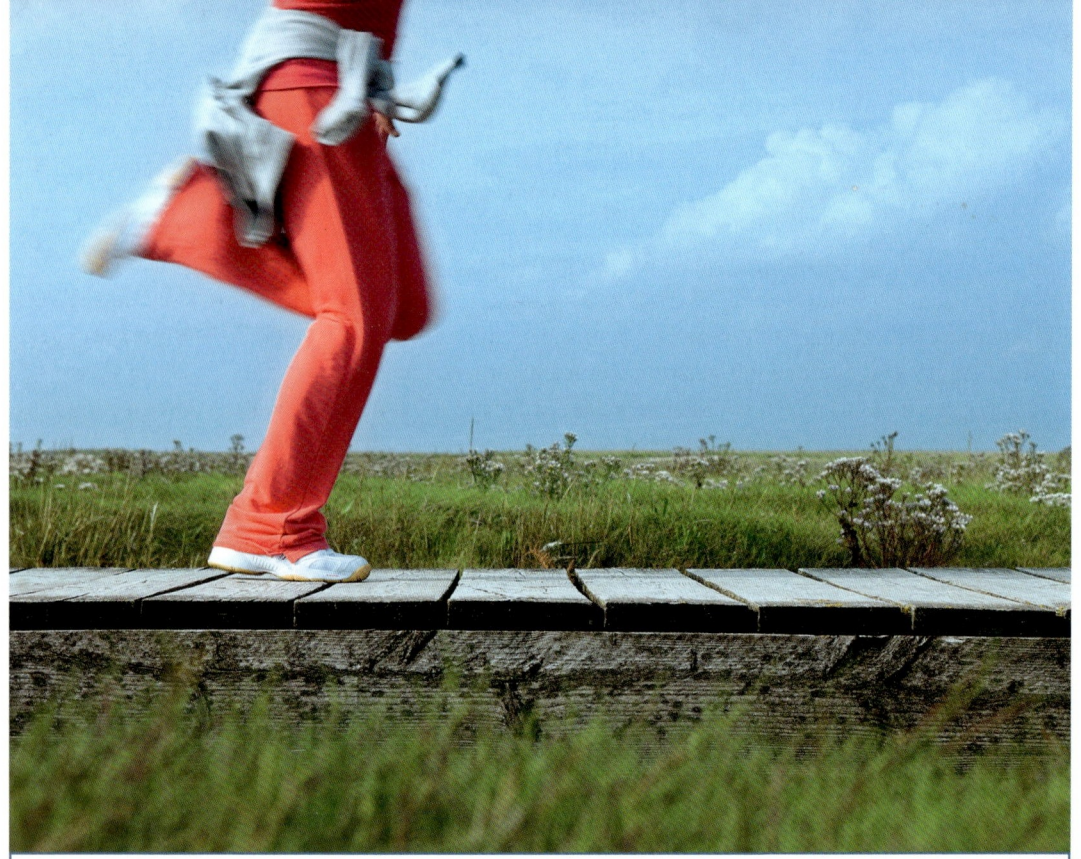

Stoffwechsel-Turbo Bewegung

Regelmäßige Bewegung und gezieltes Training tun nicht nur gut, sie haben auch eine zentrale Bedeutung beim gesunden Abnehmen und wenn es darum geht, das Wunschgewicht dauerhaft zu halten. Zahlreiche wissenschaftliche Studien belegen dies, aktuelle Gesundheitskampagnen stellen körperliche Aktivität sogar in den Mittelpunkt. Optimale, also schnelle und nachhaltige Effekte erzielt man allerdings nur, wenn ein Bewegungsprogramm und die Ernährung sinnvoll aufeinander abgestimmt sind.

Tatsächlich werden Sie mit dem Schlank-im-Schlaf-Ernährungs-konzept (Seite 16) keine Minute hungern, sondern sich durchweg gut versorgt fühlen. So – und hier liegt der entscheidende Unter-schied zu den klassischen Reduktionsdiäten – können Sie die An-forderungen des Alltags leicht bewältigen, ohne ständig ans Essen zu denken, und Sie bleiben gut gelaunt. Zugleich verlieren Sie tat-sächlich auf Dauer nur Fett, aber keine Muskelsubstanz. Und des-halb schaffen Sie es nun auch locker, Ihr Bewegungsprogramm regelmäßig durchzuführen.

Jeder Schritt zählt!

Keine Sorge: Das Bewegungspensum für Ihren Fitness-Turbo reißt keine Riesenlöcher in Ihren Terminplan. Auch sind alle Übungen so angelegt, dass sie jedem Spaß und Erfolg bringen: dem Ein-steiger mit mehr oder weniger Übergewicht ebenso wie dem Ge-legenheitssportler mit ein paar Pfunden zu viel oder auch dem Trainierten.

Wichtig ist vor allem, dass Sie ab jetzt darauf achten, sich täglich und nach System zu bewegen. Die gute Nachricht: Wer noch nie Sport getrieben oder lange nicht mehr trainiert hat, erreicht schon mit einer vergleichsweise geringen Dosis an täglicher Aktivität gute Anfangserfolge. Ein Trainierter darf dann schon etwas mehr Gas geben, um in Sachen Wunschfigur und vielleicht sogar Waschbrettbauch ans Ziel zu kommen.

Den Stoffwechsel ankurbeln

Für alle gilt jedoch dieselbe Regel: Unterm Strich zählt, dass durch ein gewisses – individuell verschiedenes – Maß an Bewegung die Muskulatur in Schwung gebracht wird. So bringen Sie Ihren Stoff-wechsel auf Touren und regen ihn an, gespeichertes Fett abzubau-en oder überschüssige Energie erst gar nicht als Fett anzulagern. Durch einen aktiv gestalteten Tagesablauf schaffen Sie die Voraus-setzungen, um wirkungsvoll abzunehmen.

Der entscheidende Fettabbau selbst und damit der Abnehmeffekt findet dann unter Mitwirkung bestimmter Hormone statt, die im Schlaf ausgeschüttet werden.

TIPP: Kleiner Aktivitäts-Check

> Auf wie viele Bewegungs-einheiten pro Tag kom-men Sie durchschnittlich?
> Welche Strecke legen Sie täglich zu Fuß oder auf dem Fahrrad zurück?
> Welche Tätigkeiten sind körperlich anspruchsvoll (etwa Gartenarbeit, Put-zen, Einkäufe schleppen, Treppen steigen)?
> Wie viel Zeit verbringen Sie im Auto, am Compu-ter – oder auf der Couch?

Sie finden, dass Sie sich ge-nug bewegen? Wenn nicht, dann helfen wir Ihnen gern.

WIE VIEL BEWEGUNG NÖTIG IST

Heute liegen gesicherte Erkenntnisse aus groß angelegten Langzeitstudien vor, die das individuell optimale Bewegungsmaß für unterschiedliche Zielgruppen definieren. So wurde nachgewiesen, dass Untrainierte bereits bei einem wöchentlichen Mehrverbrauch von 800 bis 1000 Kilokalorien (kcal) von gesundheitlichen Effekten profitieren. Dies entspricht einem Pensum von gerade mal 10 bis 15 Minuten täglicher Aktivität. Ein Zeitaufwand, der für jeden machbar sein sollte. Wer sich nach längerer Ruhephase täglich eine Viertelstunde bewegt, fühlt sich schon nach wenigen Tagen fitter. Nach etwa drei Monaten empfiehlt sich eine Verlängerung des Bewegungspensums auf etwa eine halbe Stunde. Diese Faustregel wird von der Weltgesundheitsorganisation (WHO) zur Gesunderhaltung propagiert: täglich oder an den meisten Wochentagen 30 Minuten Bewegung zur Aktivierung der großen Muskelgruppen, des Herz-Kreislauf-Systems und des Stoffwechsels. Um den Abnehmeffekt zu beschleunigen, ist es sinnvoll, das Bewegungspensum allmählich weiter zu erhöhen.

Auf Bewegung programmiert

Wir Menschen sind offenbar – da sind sich die Experten einig – auf ein bestimmtes Maß an körperlicher Bewegung programmiert. Nur so können wir ein gesundes Immunsystem entwickeln. Und indem wir mit Bewegung für eine natürliche Stressabfuhr sorgen, tun wir viel für unser seelisches Gleichgewicht.

Unsere Gesundheit und unsere Leistungsfähigkeit hängen zu einem Großteil davon ab, ob wir uns ausreichend bewegen. Das hat mit dem biologischen Erbe zu tun: Unsere Vorfahren waren immer auf Bewegung angewiesen, um ihren Lebensunterhalt und damit ihr Überleben zu sichern. Sie mussten laufen, jagen und kämpfen oder leisteten anderweitig körperliche Schwerstarbeit. Heute kommt ein normaler Erwachsener pro Tag gerade einmal auf 600 bis 700 Meter zu Fuß gegangene Wegstrecke.

Ein angeborenes Bedürfnis

Ein Blick auf die Menschheitsgeschichte zeigt, wie sehr sich die Lebenswelt innerhalb nur weniger Generationen dramatisch verändert hat, vor allem was die körperliche Aktivität betrifft: Über

50 000 Generationen unserer Vorfahren legten als Jäger und No-
maden täglich lange Wegstrecken zu Fuß zurück; seit 250 Generationen gingen die sesshaft gewordenen Menschen als Ackerbauern
Tag für Tag viele Stunden körperlich anstrengenden Feldarbeiten
nach; vor 10 Generationen etwa setzte die industrielle Revolution
ein und damit die Mechanisierung von Arbeitsabläufen. Trotzdem
waren die meisten Menschen bei der Arbeit immer noch hohen
körperlichen Anforderungen ausgesetzt. Das sogenannte Compu-
terzeitalter beschert seit ein bis zwei Generationen vielen Menschen einen Berufsalltag ohne nennenswerte körperliche Bean-
spruchung. Der Muskelapparat und der Stoffwechsel haben sich
darauf aber noch nicht eingestellt.

Gesundheitsfaktor Aktivität

Als Gesundheitsfaktor spielt Bewegung im Alltag eine enorme
Rolle – auch und gerade für Untrainierte, da sie ja grundsätzlich
das größte Verbesserungspotenzial aufweisen und entsprechend
überproportional profitieren können. Der gesundheitliche Ge-
winn (siehe Kasten Seite 12) macht sich ganz besonders in Sachen
Gewichtskontrolle bemerkbar.
Die Muskulatur ist unser mit Abstand größter (willentlich beein-
flussbarer) Energieverbraucher. Je besser sie entwickelt ist und je
regelmäßiger sie eingesetzt wird, desto größer der Kalorienverbrauch. Wer sich ausreichend bewegt, schafft die Voraussetzungen,
um abzunehmen, beziehungsweise verhindert, dass sich überschüssige Energie in den Fettdepots einlagern kann.

Wenn Übergewicht krank macht

Heute erreichen nicht einmal 20 Prozent der Dreißigjährigen das
zur Gesunderhaltung empfohlene Minimum an Bewegung von
30 Minuten täglich. Mit zunehmendem Lebensalter nimmt dieser
Prozentsatz weiter ab; bei den Fünfzigjährigen sind es gerade einmal um die 10 Prozent. Kein Wunder also, dass ein bestimmter
Krankheitstypus rasant zunimmt, das Metabolische Syndrom.
Seine Ursache: ein oft über Jahrzehnte hinweg gepflegter ungüns-
tiger Lebensstil, in der Regel eine Kombination aus Bewegungs-

**TIPP: Einfach los-
legen mit Walking**
Der erste Schritt hin zu
mehr Bewegung ist das
zügige Gehen (Walking) –
als eigene Sportart oder zur
Vorbereitung aufs Joggen.
Auch für Schwergewichte
ist Walking optimal. Die
Herz-Kreislauf-Belastung
können Sie gut über die
Geschwindigkeit dosieren;
die Belastung der Gelenke
ist gegenüber dem Laufen
nahezu halbiert.

DURCH REGELMÄSSIGE KÖRPER-
LICHE TÄTIGKEIT ...

> bauen Sie Fett ab und halten Ihr Gewicht
> normalisiert sich Ihr Blutdruck
> steigt das gefäßschützende HDL-Choleste-
  rin und sinkt das krank machende LDL-
  Cholesterin
> sinkt Ihr Risiko, einen Herzinfarkt zu erlei-
  den oder an Diabetes oder Darmkrebs zu
  erkranken
> kräftigen Sie Muskeln, Sehnen und Bänder
> bauen und erhalten Sie Knochensubstanz
> verringern Sie die Verletzungsanfälligkeit im
  Alter
> tun Sie viel für Ihr seelisches Gleichgewicht
  und aktiv etwas gegen Ängste und Depres-
  sionen
> bauen Sie Stress ab
> trainieren Sie Ihre Gedächtnisleistung
> verlängern Sie Ihre Lebensdauer
> erhöhen Sie Ihre Lebensqualität

mangel und einer Ernährung, die nicht stoff-wechselgerecht ist. Seine Symptome: Überge-wicht, Bluthochdruck, Typ-2-Diabetes. Viele Übergewichtige leiden auch an degenerativen Rücken- und Gelenkerkrankungen.

Tatsächlich bringen in Deutschland jede zwei-te erwachsene Frau und zwei Drittel der Män-ner zu viele Kilos auf die Waage. Etwa jeder fünfte Erwachsene hat einen BMI über 30 (Seite 63) und gilt damit als fettsüchtig (adi-pös). Unser Stoffwechsel ist durch unsere »Bio-software« eben nach wie vor auf ein gewisses Maß an Aktivität programmiert, um reibungs-los zu funktionieren. Verzichten wir auf sie, fehlt uns auf Dauer aber auch ein großes Stück Lebensqualität.

Fettverbrennung ist Muskelsache

Ob das, was wir täglich essen und trinken, am Bauch und auf den Hüften als Reserve für ma-gere Zeiten landet oder ob es gleich komplett umgesetzt und verwertet wird, hängt von der Funktionsweise eines ausgeklügelten Systems ab: dem Stoffwechsel, gesteuert und koordiniert durch unser Ge-hirn. Der wichtigste und größte Verbraucher, der zu einem gesun-den Stoffwechsel beiträgt, ist die bewegte Muskulatur.

Um ihre Aufgabe zu erfüllen, brauchen die Muskeln Sauerstoff so-wie Energieträger aus unserer Nahrung: Kohlenhydrate und Fette (Seite 13). Was nicht direkt verwertet wird, wandert in die Depots: Kohlenhydrate werden in Form von Glykogen (Speicherform der Glukose) in die Leber und die Muskeln geschickt, Fette im Unter-hautgewebe, im inneren Bauchraum (Abdominalfett) sowie in der Muskulatur deponiert. Diese Energiedepots werden wiederum in unterschiedlicher Weise angezapft, je nachdem wie lange und wie intensiv man sich bewegt (Seite 14).

Insgesamt gilt: Jede Art von Muskeltätigkeit fördert den Energie-umsatz, egal ob beim Treppensteigen, Einkaufengehen, Holzha-cken, Fensterputzen oder Sport. In der (akuten) Kalorienbilanz zählen zunächst die verbrauchten Kalorien, unabhängig davon, auf welche Weise sie verbrannt werden. Auf Dauer ist es jedoch von Bedeutung, den Stoffwechsel so zu beanspruchen, dass der Anteil der Fettverbrennung möglichst hoch ausfällt.

Auch Muskeln brauchen Kraftstoff

Vergleicht man die Muskulatur mit einem Verbrennungsmotor, so entsprechen die Fettsäuren dem Kraftstoff Diesel und die Gluko-se (Zucker) dem Superbenzin. Der träge »Fettsäure-Diesel« eignet sich eher für wenig anstrengende Aktivitäten, für Langstrecken- oder Ausdauerleistungen. Das »Glukose-Benzin« ermöglicht hin-gegen schnellere und anstrengende Manöver. Unsere Muskelzellen besitzen jedoch gegenüber einem Motor einen unschlagbaren Vor-teil. Sie können – je nach Anforderung – »Diesel« und »Benzin« gemeinsam nutzen und auch das Mischungsverhältnis flexibel be-stimmen. Indirekt trägt die Muskulatur so maßgeblich zu einem stabilen Fett- und Zuckerstoffwechsel bei. Entscheidend ist, dass sie regelmäßig und vielseitig bewegt wird.

Vier Energietanks für spezifischen Bedarf

Die Energieversorgung der Muskulatur lässt sich – stark verein-facht – folgendermaßen veranschaulichen: Stellen Sie sich vor, dass in den Muskelzellen kleine Brennöfen stecken. Über je einen Schlauch sind sie an vier Tanks angedockt. Hieraus beziehen die Öfen ihren Brennstoff. Das sind: Kreatinphosphat, Zucker (Glu-kose) zur aeroben und anaeroben Verbrennung (Seite 14) und Fettsäuren. Je nachdem wie intensiv und wie lange die Muskeln nun gebraucht werden – sei es im Alltag oder im Training –, be-dienen sie sich aus den verschiedenen Brennstoffspeichern. Dabei hat jeder Tank ein unterschiedliches Fassungsvermögen, und auch die Schlauchleitungen sind unterschiedlich »dick«. So funktio-niert die Versorgung je nach Bedarf entweder besonders schnell und reichlich oder langsamer und dafür dauerhafter.

ENERGIELIEFERANTEN
In unseren Körperzellen laufen ständig Arbeitspro-zesse ab, für die Energie benötigt wird. Unsere Nah-rung liefert die Stoffe (Energieträger), aus denen diese Energie gewonnen werden kann: die Zucker-bausteine der **Kohlenhy-drate,** die in Obst, Gemüse, Kartoffeln und Getreide stecken; **Fette** aus pflanz-lichen und tierischen Le-bensmitteln; **pflanzliches Eiweiß** aus Getreide, Hül-senfrüchten und Kartof-feln, **tierisches Eiweiß** aus Fleisch, Fisch, Geflügel, Eiern und Milchprodukten.

14

Kreatinphosphat liefert schnelle Starter-Energie

Die dickste Leitung führt zum kleinsten Speicher, dem mit Kreatinphosphat. Er befindet sich in der Skelettmuskulatur und versorgt die Muskulatur mit »Starter-Energie« für kurze, sehr intensive Belastungen. Dieses energiereiche Phosphat kann den Muskel mit einer sehr hohen Durchflussrate sofort mit viel Brennstoff versorgen, ist jedoch bereits nach wenigen Sekunden verbraucht – zum Beispiel bei einem 100-Meter-Lauf, bei dem die Muskulatur in kurzer Zeit maximale Leistung bringen muss.

Aerob oder anaerob – Glukose für die intensive Belastung

Der wichtigste Energielieferant für mittlere bis intensive Belastungen der Muskulatur, etwa einen 1000-Meter-Lauf, ist die Glukose (Zucker). Je nachdem wie intensiv diese Belastungen ausfallen

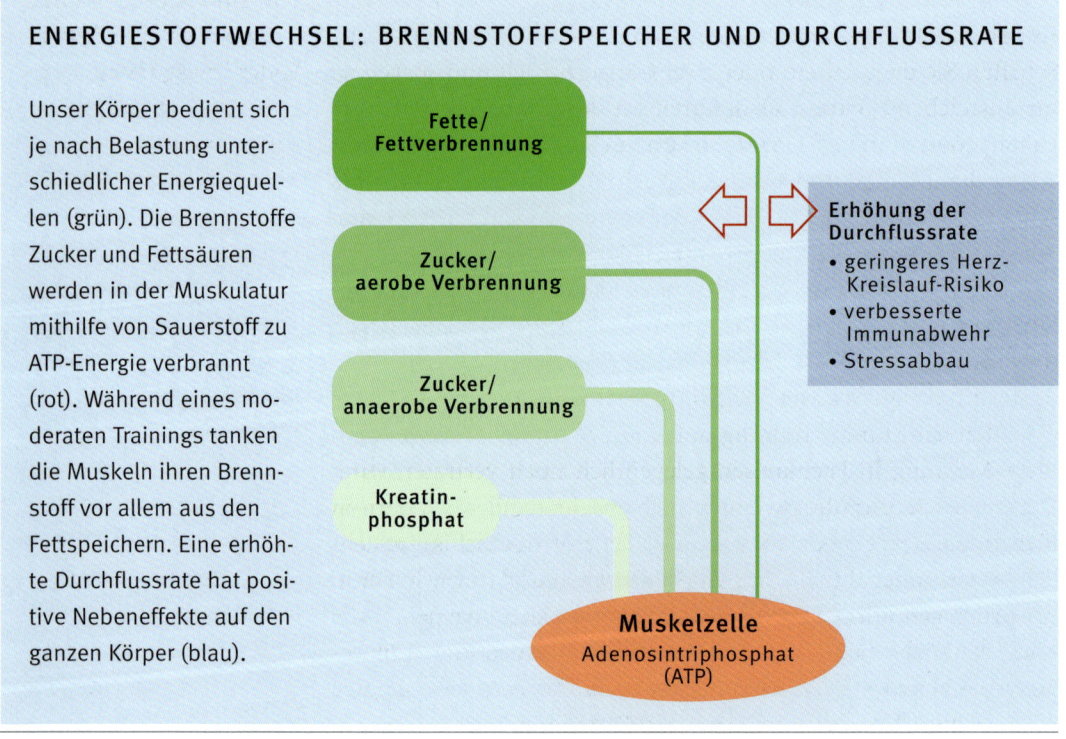

ENERGIESTOFFWECHSEL: BRENNSTOFFSPEICHER UND DURCHFLUSSRATE

Unser Körper bedient sich je nach Belastung unterschiedlicher Energiequellen (grün). Die Brennstoffe Zucker und Fettsäuren werden in der Muskulatur mithilfe von Sauerstoff zu ATP-Energie verbrannt (rot). Während eines moderaten Trainings tanken die Muskeln ihren Brennstoff vor allem aus den Fettspeichern. Eine erhöhte Durchflussrate hat positive Nebeneffekte auf den ganzen Körper (blau).

Fette/Fettverbrennung

Zucker/aerobe Verbrennung

Zucker/anaerobe Verbrennung

Kreatinphosphat

Muskelzelle
Adenosintriphosphat (ATP)

Erhöhung der Durchflussrate
• geringeres Herz-Kreislauf-Risiko
• verbesserte Immunabwehr
• Stressabbau

und wie hoch der akute Energiebedarf dann ist, findet die Energiegewinnung auf anaerobem oder auf aerobem Weg statt.

> **Aerob** bedeutet, dass der Körper bei Muskeltätigkeiten ausreichend mit Sauerstoff versorgt wird: Sie legen zwar ein zügiges Tempo vor, kommen aber nicht oder nur leicht aus der Puste.

> Bei **anaeroben** Belastungen kommen Sie zunehmend außer Atem, der Körper kann den Muskeln nicht mehr ausreichend Sauerstoff anliefern: Jetzt steigt die Produktion von Laktat (Salz der Milchsäure) überproportional. Mit zunehmender Laktat-Anhäufung übersäuert das Blut, und das fühlt sich so unangenehm an, dass Sie das Training früher oder später abbrechen. Daher eignet sich die anaerobe Energiegewinnung nur für kürzere Belastungen wie einen 1000-Meter-Lauf, wenn er auf Zeit (mit Stoppuhr) gelaufen wird. Wichtig: Während solch intensiver Belastungen wird fast ausschließlich Glukose und kaum Fett verbrannt.

Fett schmilzt langsam – im aeroben Bereich

Schalten Sie dagegen ein oder zwei Gänge zurück und sorgen so für ausreichend Sauerstoff in Ihren Muskelzellen, hält sich Ihre Laktatproduktion in Grenzen. So können Sie ein Training deutlich länger durchhalten und kommen gleichzeitig in den Genuss eines sehr erwünschten Effekts: Neben der Glukose verbrennen Sie nun in hohem Maße auch Fettsäuren (aus Triglyzeriden) aus den Fettspeichern in den Muskeln, im inneren Bauchraum (Abdominalfett) sowie im Unterhautgewebe. Wie Sie den optimalen Belastungsbereich ermitteln, steht auf Seite 30.

Es stimmt übrigens keineswegs, dass der Fettstoffwechsel erst nach einer halben Stunde Training auf Touren kommt – auch wenn diese Meinung in Fachkreisen gelegentlich noch vertreten wird. Denn die Energiezuflüsse laufen nicht nacheinander, sondern in fließenden Übergängen ab. Und: Der Fettstoffwechsel ist tatsächlich bereits unter Ruhebedingungen aktiv. Ob und inwieweit er in Anspruch genommen wird, hängt einzig und allein davon ab, wie hoch die körperliche Belastung war oder ist. Auch kleine Bewegungshäppchen – also kürzere Trainingseinheiten oder spontane Alltagsaktivitäten – dienen daher der Fettverbrennung.

ÜBERLASTUNG IST UNGESUND

Viele Sporteinsteiger neigen dazu, sich übermäßig zu belasten. Das zeigten Laktatmessungen von Freizeitläufern – insbesondere bei strahlendem Sonnenschein, wenn viele »Schönwetter-Läufer« unterwegs sind. Sie schmälern damit ihren Trainingseffekt, setzen ihren Körper unnötigem Stress aus und erhöhen – bei zunehmender Ermüdung – die Verletzungsgefahr.

Insulin – Schlüssel im Stoffwechsel

Die Versorgung der Muskelzellen mit Energie wird durch einen Botenstoff bewerkstelligt, der in jeder Hinsicht eine Schlüsselfunktion im Stoffwechsel einnimmt: das in der Bauchspeicheldrüse produzierte Insulin. Es befördert die im Blut anflutenden Nährstoffe, insbesondere den Zucker (Glukose), in die Muskelzellen, in die Leberzellen – und in die Fettzellen, wo sie zur Speicherfettbildung herangezogen werden.

Wenn wir Stärke essen (die Kohlenhydrate aus Brot, Nudeln, Reis, Kartoffeln), erhält die Bauchspeicheldrüse das Signal, Insulin auszuschütten – denn Kohlenhydrate bestehen ja aus Zuckerbausteinen. Der Insulineffekt verstärkt sich zusätzlich, wenn wir gleichzeitig tierisches Eiweiß essen.

Die Zellen besitzen an ihrer Außenhaut Aufnahmestellen (Rezeptoren) für Insulin. Das Hormon wirkt hier wie ein Schlüssel. Es öffnet die Zellen und löst dabei eine Signalkette aus: Diese veranlasst im Zellkern die Aussendung von Transportern, die durch den jetzt offenen Schacht Glukose (Zucker), Aminosäuren (Eiweißbausteine) und Fettsäuren aufnehmen. Von dort werden sie in die Mitochondrien, die Zellkraftwerke, gebracht und zur Energiegewinnung verbrannt oder als Bausteine verwertet.

Wie Insulin dick machen kann

Wie schnell die Nährstoffe in die Muskelzellen einfließen können, hängt davon ab, wie gut die Insulinrezeptoren funktionieren. Eine bedarfsgerechte Ernährung kann dafür sorgen, dass nur so viel Zucker aus Kohlenhydraten im Blut vorhanden ist, wie die Zellen wirklich brauchen.

Wenn sich aber zu viel Zucker – durch falsche Ernährung, Zwischenmahlzeiten und/oder zu wenig Bewegung – im Blut staut, schüttet die Bauchspeicheldrüse immer mehr Insulin aus. Das hilft nur nichts, da es nirgendwo mehr andocken kann. Denn sind die Zellen mit Zucker gesättigt, ziehen sie die Insulinrezeptoren ein (Rezeptor-Down-Regulation, Grafik Seite 17) und schützen sich so mehrere Stunden lang vor »Überfütterung«. Die gestaute Glukose wird ins Fettgewebe entsorgt. Gleichzeitig kann jedoch

(Grafik Seite 17)

BLUTZUCKERSPIEGEL UND INSULIN

Insulin hat die Aufgabe, den Blutzuckerspiegel möglichst konstant zu halten. Bei einer schnellen Anflutung von Glukose, wie dies insbesondere bei zuckerhaltigen Getränken der Fall ist, kommt es zu einer überschießenden Insulinausschüttung: Als Folge sinkt der Blutzuckerspiegel unter den Normwert, was wiederum Heißhungerattacken hervorruft. Derselbe Mechanismus kann durch den gemeinsamen Verzehr von Kohlenhydraten und tierischem Eiweiß ausgelöst werden.

GESTÖRTER STOFFWECHSEL, WENN DIE MUSKELZELLE »SATT« IST

Ist die Muskelzelle »satt«, zieht sie ihre Insulinrezeptoren ein. Damit ist die Signalkette gestört, die normalerweise den Transport von Nährstoffen aus dem Blut in die Zelle anstößt. Der Transportschacht bleibt geschlossen. Wird dieser Schutzmechanismus zu oft benötigt, ziehen sich die Rezeptoren dauerhaft zurück. Zucker und Fette stauen sich im Blut, dem Stoffwechsel fehlt Brennstoff.

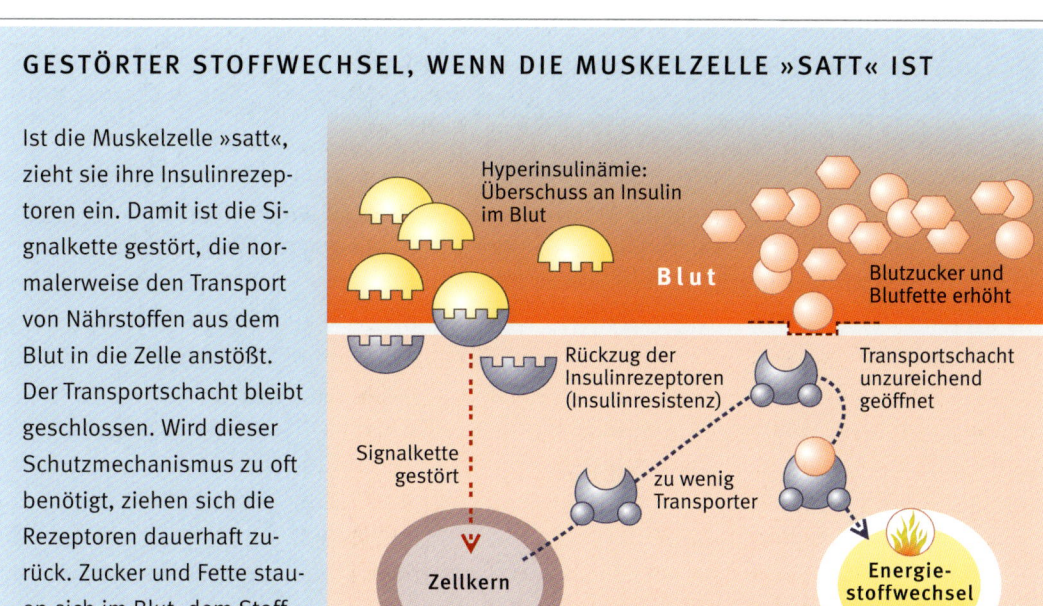

Hyperinsulinämie: Überschuss an Insulin im Blut

Blut

Blutzucker und Blutfette erhöht

Rückzug der Insulinrezeptoren (Insulinresistenz)

Transportschacht unzureichend geöffnet

Signalkette gestört

zu wenig Transporter

Zellkern

Energie-stoffwechsel

Muskelzelle

viele Stunden lang kein Fett aus den Fettzellen abgebaut werden, denn Insulin blockiert nachhaltig das Fettfreisetzungsenzym »hormonsensitive Lipase«.

So kommt es zu Insulinresistenz und Diabetes

Je öfter die Insulinrezeptoren wegen Überlastung dichtmachen müssen, desto größer ist die Gefahr, dass sie sich dauerhaft entziehen. Diesen Zustand nennt man Insulinresistenz.

Da sich Zucker und Fette im Blut stauen, verdoppelt, verdrei- und vervierfacht die Bauchspeicheldrüse die Insulinausschüttung, um die Nährstoffe mit aller Macht in die Zellen zu befördern. Es kommt zur sogenannten Hyperinsulinämie.

Dieser Zustand überfordert auf Dauer die Bauchspeicheldrüse, die nach und nach ihre Funktion einbüßt und eines Tages gar kein Insulin mehr produzieren kann. So entsteht als Spätfolge der Insulinresistenz die Stoffwechselkrankheit Diabetes Typ 2.

18

Muskelverfettung

Neueren Erkenntnissen zufolge kann eine Insulinresistenz auch durch die Verfettung der Insulinrezeptoren von innen hervorgerufen oder verstärkt werden. Werden durch falsche Ernährung ständig zu viele Fettsäuren in die Muskelzelle eingeschleust, verfetten die Insulinrezeptoren und der Glukose-Transportschacht. Das führt zu einer deutlichen Verschlechterung des Zuckerstoffwechsels. Zum Glück können sich die Muskelzellen durch Bewegung von dieser krank machenden Verfettung wieder »freibrennen«.

Mit Bewegung den Insulinspiegel positiv beeinflussen

Bewegung sorgt dafür, dass in den Muskelzellen ein erhöhter Nähr- und Brennstoffbedarf besteht. Ein regelmäßiges Training kann so die Verwertung von Zucker im Körper um fast ein Drittel steigern. Die Anzahl der Insulinrezeptoren nimmt wieder zu, und der Glukosetransport in die Zellen wird beschleunigt.

Zudem regt regelmäßige Bewegung die Bildung von Glykogen an. Diese Speicherform der Glukose befindet sich vor allem in den Muskel- und Leberzellen. Eine verbesserte Speicherung führt dazu, dass der Blutzuckerspiegel sinkt.

So bleiben die Insulinrezeptoren topfit, und die Nährstoffe gelangen rasch in die Zellen, wo sie aufgrund des höheren Energiebedarfs durch die Muskelbeanspruchung sofort verbrannt werden.

Wer also körperlich aktiv ist, kann auf diesem Wege Übergewicht vorbeugen und abbauen, seinen Stoffwechsel ganz einfach gesund halten und sogar einen gestörten Insulinstoffwechsel wieder ins Gleichgewicht bringen. Wichtig: Diese Effekte lassen sich sowohl über ein Ausdauer- als auch durch ein Krafttraining (und deren Kombination) erzielen.

Schlank mit der Insulin-Trennkost

Wenn Sie zusätzlich zu Ihrem Bewegungsprogramm auf eine stoffwechselgerechte Ernährung setzen, dann sind Sie garantiert auf der sicheren Seite, was eine erfolgreiche Gewichtsabnahme und eine Steigerung Ihrer Fitness anbelangt. Außerdem kommen Sie noch schneller und besser an Ihr Abnehmziel.

Im Rahmen der Insulin-Trennkost, dem Schlank-im-Schlaf-Ernährungskonzept, werden die drei Tagesmahlzeiten so zusammengestellt, dass der Fettstoffwechsel angeregt und die Insulinausschüttung (Seite 16) tagsüber und vor allem nachts im Lot gehalten wird. Regelmäßige Bewegung sorgt darüber hinaus dafür, dass die Gegenspieler des Insulins geweckt werden: die Bewegungshormone Adrenalin und Noradrenalin sowie das Wachstumshormon. So wird einerseits der Insulinspiegel gesenkt, andererseits kommt es durch die Bewegung zu einem erhöhten Kalorienverbrauch.

Das Beste für Ihre Stoffwechselgesundheit

Die Insulin-Trennkost ist auch für Menschen ideal, die mit ihrem Gewicht im Großen und Ganzen zufrieden sind. Denn sie versorgt sie mit allen wichtigen Nährstoffen in einem ausgewogenen Verhältnis und zur richtigen Tageszeit.

> Kein Heißhunger durch Unterzucker: Die Insulin-Trennkost hält die Insulinkurve flach – so vermeiden Sie Heißhungerattacken. Denn eine hohe Insulinausschüttung hat auch einen entsprechend niedrigen Blutzuckerspiegel zur Folge, was wiederum Heißhunger auslöst (siehe Infokasten Seite 16). Wer dem nachgibt, isst zu viel und nimmt schnell zu. Schließlich entsteht der Hunger nicht durch einen Nährstoffmangel, sondern durch das provozierte Hungergefühl. Mit der Insulin-Trennkost kommt es gar nicht erst so weit, denn sie sorgt für einen vollen Magen und ein anhaltendes Sättigungsgefühl.

> Sie schonen Ihre Bauchspeicheldrüse: Durch einen moderaten Insulinspiegel ohne unerwünschte Spitzen entlasten Sie Ihre Bauchspeicheldrüse und senken das Diabetesrisiko.

> Aktiver Zellschutz: Ein weiteres positives Ergebnis der Insulin-Trennkost ist ein ausgeglichener Glukosestoffwechsel. So schützen Sie Ihre Zellen. Ist der Blutzuckerspiegel zu hoch, kommt es zu sogenanntem oxidativem Stress und infolgedessen zu Schädigungen an der Zellaußenhaut (Membran) der Mitochondrien. Verantwortlich dafür ist eine unkontrollierte Produktion von schnell und aggressiv wirkenden Sauerstoffmolekülen, den freien Radikalen. Insulin-Trennkost bedeutet also auch Zellschutz.

> Eiweiß macht schneller schlank: Ein hoher Eiweißanteil in der Nahrung sorgt auch abends für ein lang anhaltendes Sättigungsgefühl. Außerdem werden Eiweißkalorien vom Körper zu etwa 20 Prozent in Wärme umgewandelt – die sogenannte spezifische (oder nahrungsinduzierte) Thermogenese spart also ein Fünftel der aufgenommenen Eiweißkalorien.

Die nächtliche Fettverbrennung ankurbeln

Entscheidend für die Stoffwechselgesundheit und den Abnehmerfolg ist die Fettverbrennung im Schlaf. Der Stoffwechsel funktio-

Die ideale Fitness-Kombi

Insulin-Trennkost und ein angepasstes Bewegungsprogramm sind eine ideale Verbindung: nicht nur fürs Abnehmen, sondern auch zur Verbesserung der Leistungsfähigkeit. Ihnen stehen genau dann die richtigen Energie- und Baustoffe zur Verfügung, wenn sie benötigt werden. So sind Sie leistungsbereit für die Bewegung, mit der Sie Ihren Stoffwechsel in Schwung bringen und Ihre Muskelsubstanz aufbauen.

TIPP: So werden Sie schlank im Schlaf

Wenn Sie wollen, dass Sie im Schlaf überschüssige Fettreserven einschmelzen, müssen Sie dafür sorgen, dass die Ausgangspforten der Fettzellen weit offen stehen. Das erreichen Sie, sobald ...

› Ihr Insulinspiegel durch eine abendliche Insulin-Trennkost-Mahlzeit in der Nacht niedrig bleibt.

› Sie sich ausreichend Schlaf gönnen; vor allem das Einschlafen vor 23.00 Uhr gilt als besonders günstig. Ab Mitternacht wird die maximale Menge an Wachstumshormon ausgeschüttet.

› Sie Ihren Stoffwechsel zusätzlich durch Bewegung aktivieren. Dadurch wird mehr Wachstumshormon ausgeschüttet, die nächtlichen Fettabbauprozesse werden unterstützt und zugleich Reparatur- und Aufbauprozesse, vor allem der Muskulatur, verstärkt.

DER TRENNKOST-TRICK

Die Kombination von tierischem Eiweiß (Protein) und Kohlenhydraten lockt viel Insulin – was sich morgens und abends eher ungünstig auswirkt. Insulin-Trennkost heißt deshalb: ein kohlenhydratreiches Frühstück, das fit für den Tag macht; eine eiweißbetonte Abendmahlzeit, die den Körper mit den nötigen Aminosäuren für die nächtliche Regenerationsarbeit des Körpers und für den Muskelaufbau versorgt (besonders wichtig für Sportler).

niert nach einem einfachen Rhythmus: tagsüber Aktivität, nachts Ruhe und Erholung. Tagsüber deckt der Körper seinen Energiebedarf etwa zu 70 Prozent aus Glukose (Kohlenhydraten) und zu 30 Prozent aus Fett. Nachts verhält sich das genau andersherum: Jetzt benötigt der Körper für den Regenerationsstoffwechsel 70 Prozent Fette und 30 Prozent Zucker.

Um diese Energie anzuzapfen, schüttet der Körper Wachstumshormon (HGH) aus. Dieses mobilisiert verstärkt Speicherfett. HGH wirkt so als Gegenspieler zum Insulin, das die Ausgangstüren des Fettspeichers verschließt und die Freisetzung von Fett unterbindet. Im Blutbild von Übergewichtigen zeigen sich häufig erniedrigte HGH-Spiegel. Das macht das Abnehmen schwierig. Erst Bewegung im Ausdauer- und Kraftbereich hilft.

Den Fettstoffwechsel auf Touren bringen

Sie wissen nun, wie Ihr Fettstoffwechsel auf Ernährung und auf körperliche Aktivität reagiert: dass er alles dafür tut, damit Fettdepots schmelzen oder nicht zu üppig werden – immer vorausgesetzt, dass Sie Ihren Fettstoffwechsel regelmäßig fordern und damit fördern.

Turbo, zum Ersten: Kalorien verbrennen

Sorgen Sie also für Bewegung, wann immer es geht. In der Kalorienbilanz – dem Verhältnis zwischen verbrauchten und mit dem Essen zugeführten Kalorien – zählt buchstäblich jeder Schritt. Auf diese Weise erreichen Sie auch ohne Sport und ganz nebenbei einen höheren Energieverbrauch als bisher und haben damit bereits den ersten Hebel zum erfolgreichen Abnehmen angesetzt.

Turbo, zum Zweiten: die Fettstoffwechselrate erhöhen

Besonders effektiv können Sie Ihren Fettstoffwechsel durch Ausdauertraining ansprechen. Vor allem wenn Sie Ihre optimale Belastungszone wählen. Das klappt am besten mit einem pulsgesteuerten Training (ab Seite 28). So können Sie die Belastung auf den Punkt genau steuern und jede Minute Ihres Trainings optimal gestalten. Damit verbrennen Sie viele Fettkalorien, und Sie erhöhen auf Dauer Ihre Fettverbrennungsrate. Um im Bild zu bleiben: Sie sorgen dafür, dass die Zuleitung von Ihren Fettdepots zu den Muskeln »dicker« wird (Seite 14). Ihr Körper lernt so, nicht nur beim Training stärker auf seine Fettreserven zuzugreifen, sondern auch in Ruhe.

Wie Ihr optimales Ausdauerprogramm aussehen kann, steht ab Seite 60.

Turbo, zum Dritten: mehr Muskeln, mehr Grundumsatz

Für Ihren gesunden Stoffwechsel und um Ihr Wunschgewicht erfolgreich zu halten, ist auch wichtig, was sich bei Ihnen im Ruhezustand tut. Damit sind wir beim Grundumsatz. Das ist der Energieverbrauch, der die Grundversorgung aller Organe sichert. Gerade beim Abnehmen ist er für viele der entscheidende Hebel. Immerhin deckt er satte 70 bis 80 Prozent Ihres gesamten Energieumsatzes.

GU-ERFOLGSTIPP

DREIFACH-STRATEGIE MIT DREIFACH-WIRKUNG

Um Ihren Stoffwechsel anzuregen und turboschnell überschüssige Fettreserven einzuschmelzen, stehen Ihnen drei Möglichkeiten zur Verfügung.

> **Bewegung im Alltag:** Wann immer und wo immer es geht. So kurbeln Sie Ihren Fettstoffwechsel an und steigern ganz nebenbei Ihren Energieverbrauch (Seite 27).

> **Fettstoffwechselbetontes Ausdauertraining:** pulskontrollierte Bewegung im optimalen Belastungsbereich (Seite 28).

> **Muskelaufbautraining:** So erhöhen Sie den ständigen Energieverbrauch auch im Ruhezustand. Alles zur Trainingssteuerung und das zu Ihnen passende Übungsprogramm finden Sie ab Seite 33.

VERBRENNUNGSEFFEKT MAL DREI

Trainierte Muskeln haben einen höheren Grundumsatz: Jedes Extrapfund an Muskelsubstanz verbraucht im Ruhezustand etwa 15 Kilokalorien pro Tag mehr. Dazu kommen der erhöhte Energiebedarf während des Trainings und der »Nachbrenneffekt« (Seite 23).

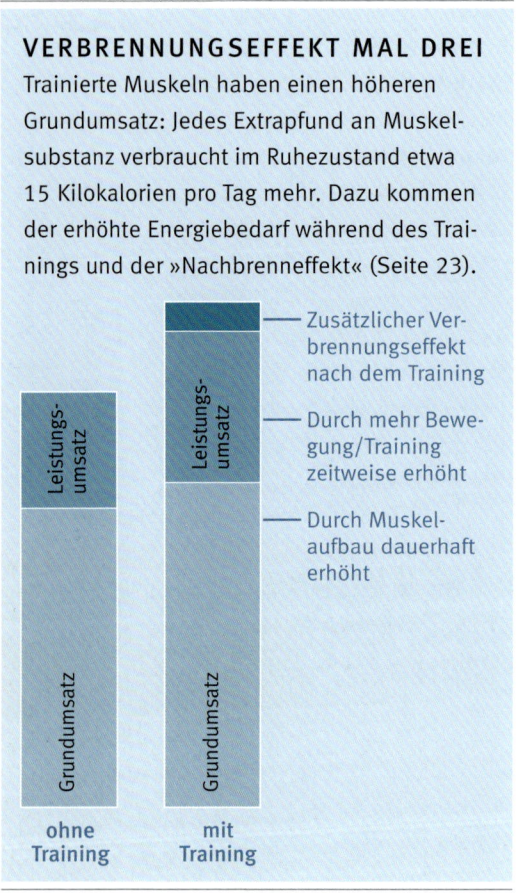

Wenn Sie wissen möchten, wie hoch Ihr individueller Grundumsatz ist, stellen Sie sich einfach vor den Spiegel: Ein muskulöser Körperbau spricht für einen hohen Grundumsatz. Denn viele Muskeln verbrennen viel Energie – und das rund um die Uhr. Umgekehrt heißt das: Je weniger muskulös Sie sind, desto leichter nehmen Sie zu.

Diesen Prozess können Sie positiv beeinflussen. Trainieren Sie Ihre Muskulatur auf und sorgen Sie gut für sie. Dazu reicht ein reines Ausdauertraining nicht aus. Wirklich effektiv ist hier nur ein gezieltes Kräftigungstraining.

Unsere Workouts für jeden Typ (ab Seite 68) fordern Ihre Muskeln so, dass sie nach und nach an Volumen zunehmen und stärker werden. Damit können Sie endlich erfolgreich abnehmen. Vor allem wenn Sie bislang Ihre Muskeln wenig oder noch nie trainiert haben. Das bestätigen auch die Teilnehmer unserer Intensiv-Abnehmgruppen im Rahmen einer gesundheitlichen Gesamtprophylaxe für Mitarbeiter/-innen der Kölner Stadtwerke. Sie waren vom Krafttraining begeistert, weil sie damit am besten abnahmen.

Eine altersbedingte Gewichtszunahme ausbremsen

Je älter Sie werden, desto mehr Wert sollten Sie auf ein Muskelaufbautraining legen. Veränderungen im Hormonstoffwechsel sorgen dafür, dass die Muskelsubstanz etwa ab dem 30. Lebensjahr nach und nach abnimmt. Ohne ausgleichendes Krafttraining verlieren Frauen alle 10 Jahre etwa 10 Prozent, Männer etwa 5 Prozent ihrer Muskelsubstanz (= stoffwechselaktive Zellmasse). Gleichzeitig lagert man überproportional viel Fett an. Bemerkbar macht sich das meist ab dem 40. Geburtstag. Ungünstigerweise nimmt aber gerade in diesem Alter die Lust an Bewegung ab. Also schwindet die

Muskelmasse noch schneller, Abbauprozesse werden beschleunigt, und der Körper braucht immer weniger Energie. Wer jetzt weiter »normal« isst, nimmt also unweigerlich zu. Glücklicherweise ist die Muskulatur bis ins hohe Alter gut trainierbar. So können Senioren sogar über eine leistungsfähigere Muskulatur verfügen als Untrainierte in ihren »besten Jahren« um die 30.

Den Energieumsatz erfolgreich steigern

Um das empfohlene Tagespensum von 30 Minuten körperlicher Tätigkeit zu erfüllen, müssen Sie nicht unbedingt und nicht immer Sport treiben. Es kann schon mit einem zügigen Spaziergang oder mit Treppensteigen erreicht werden. Allerdings ist ein gezieltes Training wesentlich wirkungsvoller, weil Sie spezielle Vorteile nutzen und Ihre Aktivitäten entsprechend auswählen und kombinieren können. Besonders bewährt hat sich dabei die Kombination aus fettstoffwechselbetontem Ausdauertraining und Übungen zum gezielten Muskelaufbau und -erhalt. Wer darüber hinaus auch vermehrt Bewegung im Alltag nutzt, mehr Wege zu Fuß zurücklegt und auf die eine oder andere Bequemlichkeit verzichtet, wählt den Königsweg.

Durch unser kombiniertes Fitness-Paket steigern Sie Ihren Energieumsatz gleich auf dreierlei Weise (siehe Grafik Seite 22):

> Je häufiger und länger Sie aktiv sind, desto höher ist Ihr Kalorien-Mehrverbrauch *während* der Bewegung. Die meisten Zusatzkalorien verbrauchen Sie beim Ausdauertraining.

> Das Tolle daran: Auch *danach* ist ein erhöhter Energieverbrauch messbar. Der sogenannte »Nachbrenneffekt« kann nach intensivem Training über mehrere Stunden anhalten. Jetzt deckt der Körper seinen Energiebedarf vermehrt durch Fette.

> Während des Krafttrainings werden im Vergleich zum Ausdauertraining zwar nicht ganz so viele Kalorien verbraucht. Hier sorgt das Muskelwachstum für den Abnehmeffekt. So stehen dem Stoffwechsel mehr und besser ausgebildete »Verbrennungsmotoren« zur Verfügung, die den ständigen Kalorienverbrauch erhöhen: In einem Jahr kann jedes Kilogramm Extramuskulatur 1,5 Kilogramm Fettgewebe abbauen.

GU-ERFOLGSTIPP
PERFEKTES TIMING

Sie können Ihren Abnehmerfolg noch steigern, wenn Sie das Timing Ihrer sportlichen Aktivitäten auf den Biorhythmus abstimmen (Seite 39 ff.). Intensives Ausdauer- und Krafttraining findet am besten abends unmittelbar vor dem Abendessen statt. Für den frühen Morgen eignen sich vor allem leichte Ausdauerbelastungen. Aktivpausen sind zu jeder Tageszeit willkommen.

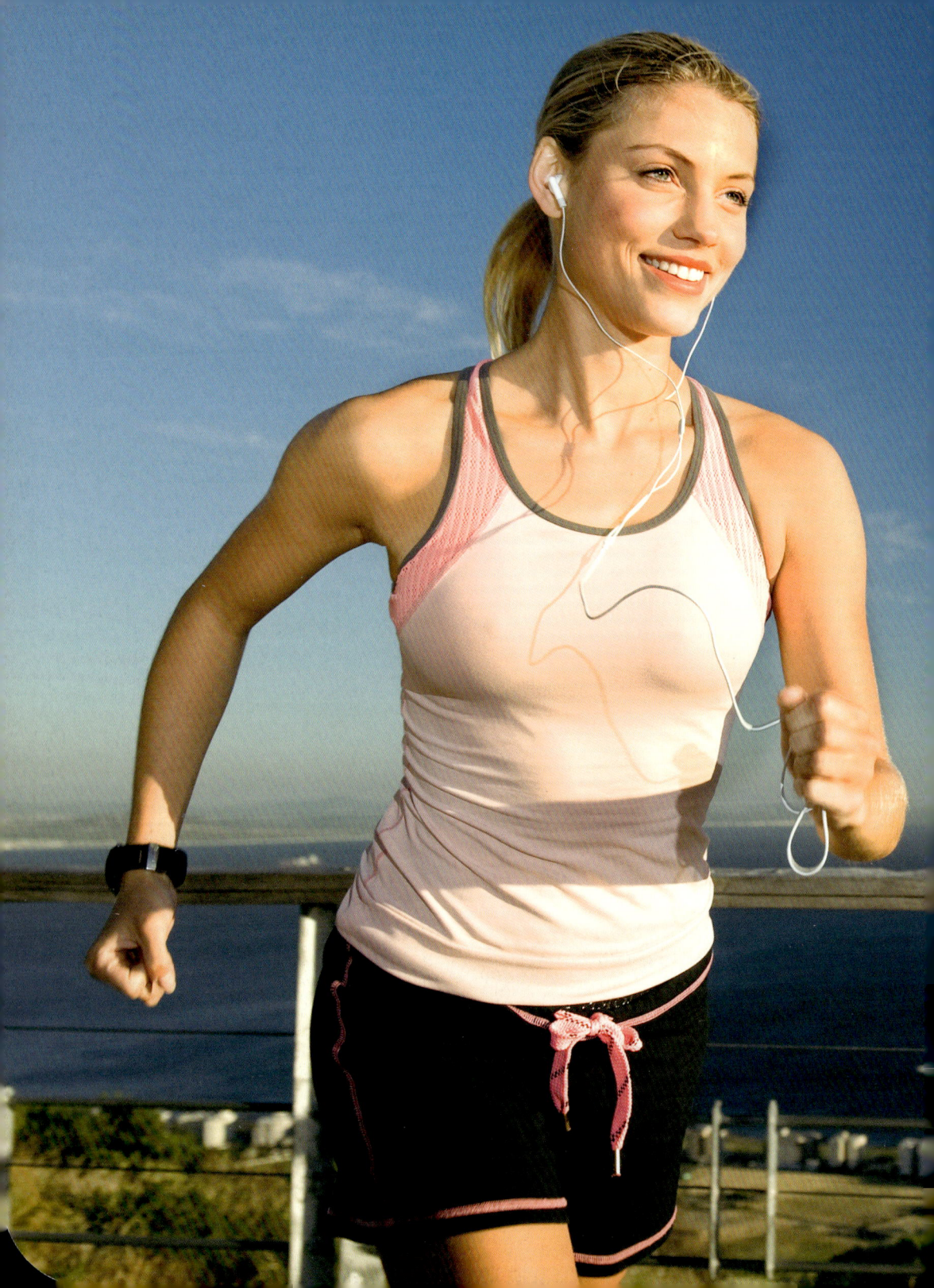

FITNESS-KNOW-HOW

Wie intensiv sollte Ihr Training sein? Finden Sie mit dem Fitnesstest Ihr persönliches Trainingslevel. Und dann überzeugen Sie nur noch Ihren inneren Schweinehund ...

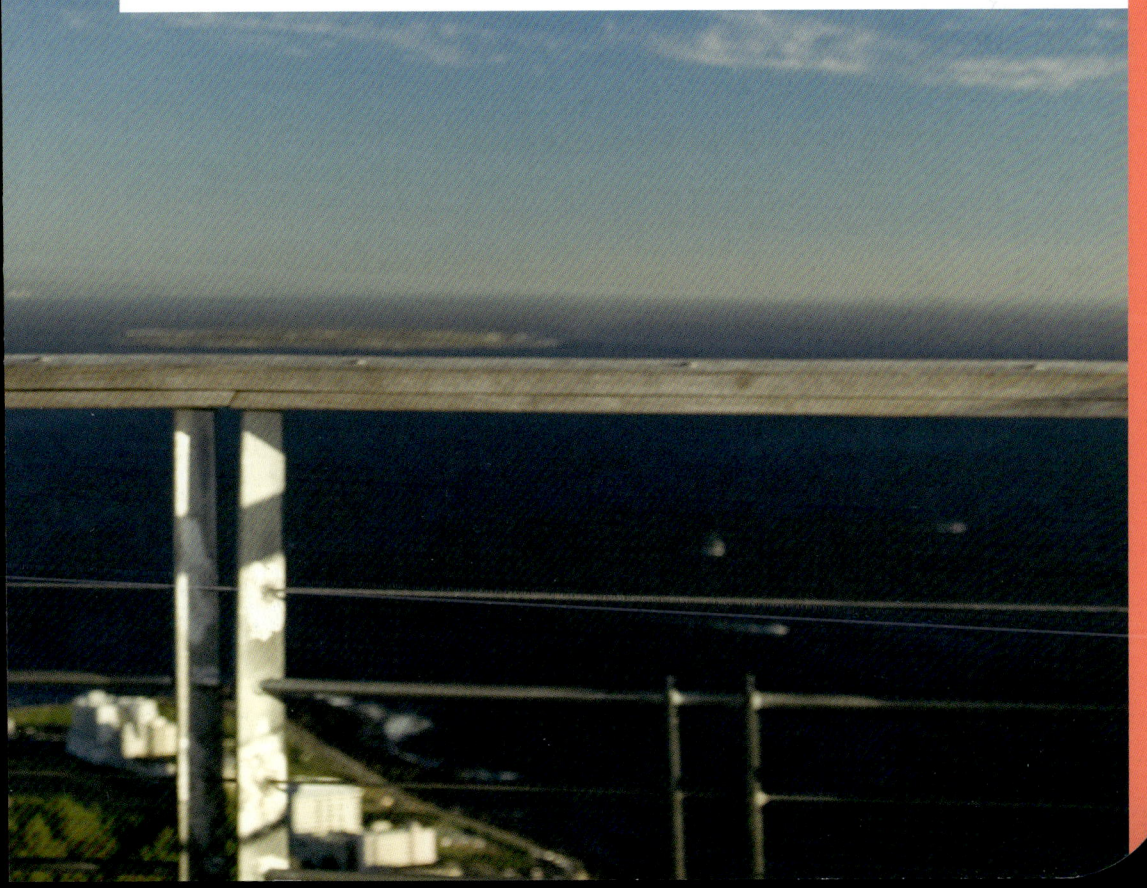

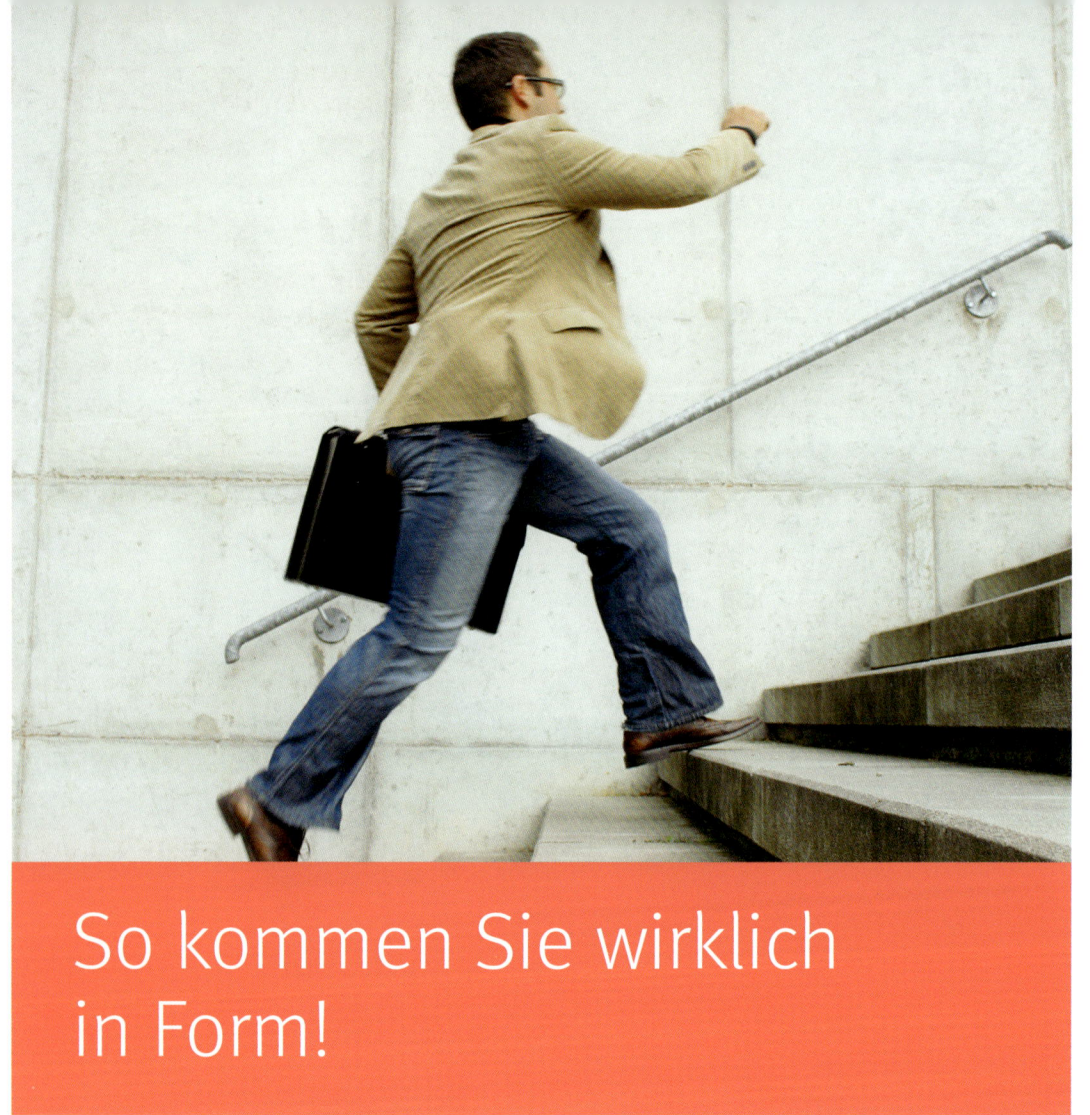

So kommen Sie wirklich in Form!

Unsere langjährigen Erfahrungen mit Intensiv-Abnehmgruppen sowie eigene Forschungen werden heute auch durch unabhängige Studien bestätigt: Der schnellste Weg zu einer gesunden Gewichtsabnahme führt über ein kombiniertes Ausdauer- und Krafttraining. Dabei kommt es allerdings darauf an, das für jeden passende Maß zu finden: Trainingspensum und Belastungsintensität müssen stimmen! Unser Bewegungsprogramm schließt Alltagsaktivitäten unbedingt mit ein. Je mehr Sie sich jeden Tag bewegen, desto leichter fällt Ihnen der Wechsel zu einem allgemein aktiveren Lebensstil. Natürlich können Sie neben Ihrem Fitness-Turbo-Training auch noch jeder Lieblingssportart nachgehen. Wichtig ist allein, dass Sie dranbleiben und regelmäßig etwas für sich tun.

Bonusmeilen im Alltag

Aktuelle Untersuchungen des Instituts für Prävention und Nachsorge (IPN) in Köln belegen, dass Menschen, die im Beruf vor allem sitzen (zum Beispiel bei Büroarbeit) oder stehen (zum Beispiel im Verkauf), ihr empfohlenes Bewegungspensum von 30 Minuten pro Tag nicht annähernd erreichen. Bei den Teilnehmern der Studie wurde der Energieumsatz gemessen, also die verbrannten Kalorien, und es zeigte sich eine sprunghafte Verbesserung, sobald diese Menschen regelmäßig – und vor allem zügig – bestimmte Strecken zu Fuß gingen.

Schon der Weg zur Arbeit kann dazu genutzt werden:

> Walken Sie zum Beispiel zügig von der Bushaltestelle beziehungsweise dem Parkplatz zu Ihrer Arbeitsstätte.

> Auch innerhalb der Arbeitszeit ergeben sich immer wieder Gelegenheiten, etwas rasch zu Fuß zu erledigen oder Treppen zu steigen. So schaffen Sie es leicht, Ihr Bewegungskonto aufzufüllen.

> Hinzu kommen die Pausen, in denen Sie ebenfalls aktiv werden können. Walken Sie geschwind einmal um den Block oder durch einen nahe gelegenen Park. So tanken Sie Licht und Luft und entlasten Ihren Rücken und die Bandscheiben.

Aktiv in der Freizeit

Auch in der Freizeit können Sie Ihren Alltag aktiver gestalten und den Stoffwechsel ordentlich ankurbeln:

> mit anstrengenden Tätigkeiten im Haushalt, Heimwerken, Gartenarbeit, Einkäufen und Erledigungen zu Fuß oder per Fahrrad. Auf jeden Fall macht es schon einen gewaltigen Unterschied, ob Sie tagsüber durch Ihr Arbeitsumfeld kaum oder null Bewegung haben oder ob Sie gezielt regelmäßige Bewegungseinheiten für sich einbauen – und das Ganze ohne nennenswerten zeitlichen Mehraufwand.

GU-ERFOLGSTIPP

3-MAL 10 MINUTEN

In Ihrer Kalorienbilanz zählt jeder Schritt. Als gesundheitlich besonders wertvoll gelten längere Aktivitäten wie etwa 10 Minuten zügiges Gehen. Mit 2 bis 3 solcher kurzen Bewegungseinheiten regen Sie Ihren Stoffwechsel wirkungsvoll an und erzielen in der Summe ähnlich gute Effekte wie bei einem 20- bis 30-minütigen Ausdauertraining.

Ausdauer für mehr Power

Ausdaueraktivitäten halten Herz und Kreislauf bis ins hohe Alter fit und sorgen für eine reibungslose Stoffwechselarbeit. Die größte Wirkung erzielen Sie, wenn Sie Ihren Fettstoffwechsel ordentlich fordern. Das klappt am besten, wenn Sie im passenden Belastungsbereich trainieren. Je näher Sie dabei Ihrem Optimalbereich kommen, desto besser der Trainingserfolg und Abnehmeffekt.

Wie intensiv soll ich trainieren?

Beginnen Sie mit einem moderaten Ausdauertraining. Das heißt aber nicht, dass Sie ständig mit angezogener Handbremse walken, radeln oder joggen. Einsteiger sollten es nur ruhig angehen lassen, um nicht zu rasch aus der Puste zu kommen.

FETTVERBRENNUNG BEI TRAINIERTEN UND UNTRAINIERTEN

Untrainierte beziehen ihre Energie in Ruhe zu etwa 50 % aus Fettsäuren; beim Walken steigt der Anteil auf 60 bis 65 %, mit zunehmendem Lauftempo nimmt er rapide ab. Trainierte starten bei etwa 60 %, erreichen beim Laufen bis zu 80 % und verbrennen auch bei hohem Tempo noch Fett.

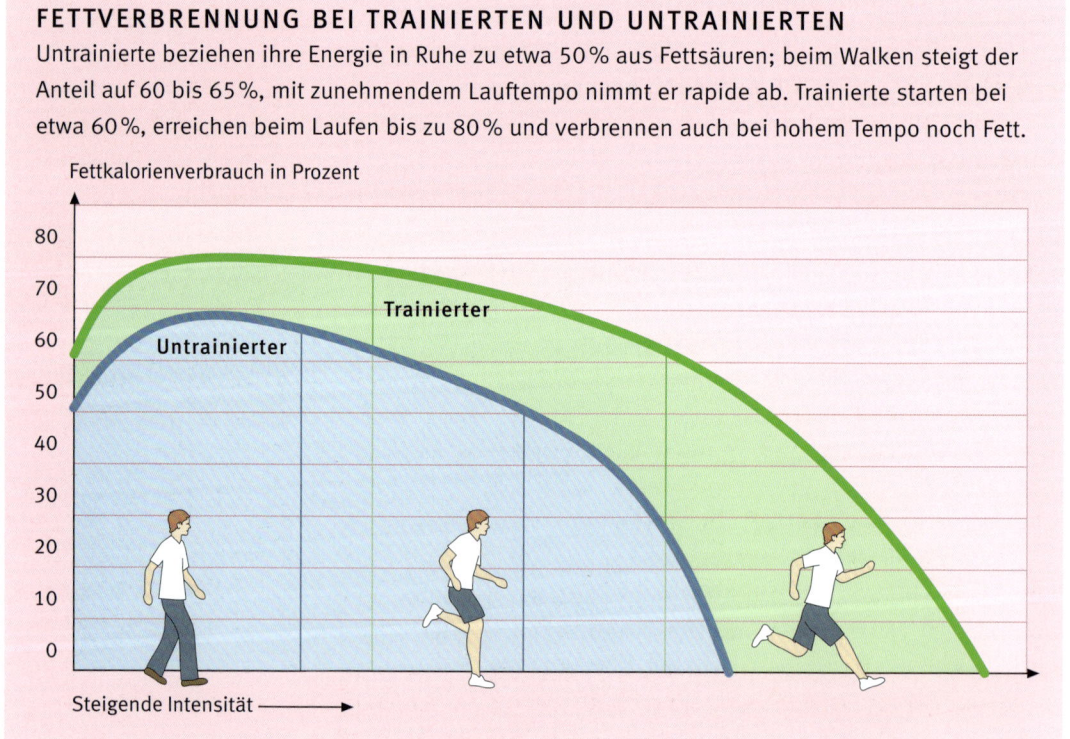

Langsam schneller werden

So können Sie Ihren Fettstoffwechsel ansteu-
ern: Als Einsteiger decken Sie Ihren Energiebedarf im Ruhezustand etwa zu gleichen Teilen
über Kohlenhydrate und Fette. Sobald Sie mit
Ihrem Training beginnen und die Belastung
langsam steigern, erhöhen Sie den Anteil Ihrer
Fettverbrennung auf etwa 60 bis 65 Prozent
Ihres Gesamtverbrauchs.

Nehmen wir an, Sie wiegen 80 Kilogramm.
Dann verlieren Sie bei einem Walking-Tempo
von 5 km/h etwa 500 Kilokalorien (kcal) pro
Stunde. 325 kcal davon stammen aus den Fettreserven. Diese Belastung ist für die ersten Wochen völlig ausreichend.

Steigern Sie Ihre Geschwindigkeit auf 7 km/h (dabei laufen Sie
fast), so sinkt der Anteil Ihrer Fettverbrennung zwar auf 50 Prozent. Allerdings ergibt sich bei einem höheren Gesamtverbrauch
von etwa 750 kcal auch ein höherer absoluter Gesamt-Fettkalo-
rienverbrauch (375 kcal).

Trainieren Sie nach einer erfolgreichen Eingewöhnungsphase auf
jeden Fall intensiver, übertreiben Sie aber nicht: Denn wenn Sie
Ihre Geschwindigkeit zu weit steigern, sinkt der Anteil der Fettverbrennung deutlich. Sie verbrauchen mehr Kohlenhydrate, kommen bald außer Atem und müssen unter Umständen das Training
vorzeitig abbrechen. Schnelles Walken oder sehr langsames Joggen
(für Normalgewichtige) sind deshalb für Einsteiger das ideale
Training, um ihre Fettverbrennung maximal auszureizen.

DER FETTVERBRENNUNGS-TURBO

Nach einigen Wochen regelmäßigem Ausdauertraining können Sie es durch eine längere
Trainingszeit und auch durch ein höheres Tempo intensivieren.

Je besser die Ausdauer entwickelt ist, desto
mehr profitiert man vom doppelten Effekt:

> Der Gesamtenergieverbrauch ist höher,
  weil man schneller und länger laufen kann;
> der Anteil der Fettverbrennung ist erhöht,
  weil der Fettstoffwechsel ausgelastet werden kann.

Wichtig: die optimale Pulsfrequenz

Für das Ausdauertraining empfehlen wir die Anschaffung einer
Pulsuhr. So können Sie Ihr optimales Trainingstempo und damit
Ihren idealen Fettverbrennungsbereich kontrollieren. Die indivi-
duell passende Belastungsintensität bestimmen Sie mit unserer
Pulsformel (folgende Seite). Um richtig und effektiv zu trainieren,
sollten Sie vor allem in den ersten Wochen regelmäßig messen.

Ihr individueller Trainingspuls

Die optimale Pulsfrequenz können Sie mit den folgenden Formeln berechnen. Sie berücksichtigen die Sportart, Ihren Ruhepuls, Ihr Alter sowie Ihren Bewegungstyp und sind damit deutlich genauer als die Formel »180 minus Lebensalter«.

1 **Walking, Radfahren, Rudern, Inlineskating (Freizeit):**
   Ruhepuls + ((220 − Lebensalter − Ruhepuls) · Trainingsfaktor) = _____ Schläge/Min.
2 **Laufen, Nordic Walking, Inlineskating (Speed), Skilanglauf:**
   Ruhepuls + ((220 − 75 % des Lebensalters − Ruhepuls) · Trainingsfaktor) = _____ Schläge/Min.
3 **Schwimmen, Aquajogging:**
   Ergebnis von Formel 1 − 5 % = _____ Schläge/Min.

Ihren Ruhepuls messen Sie am besten morgens vor dem Aufstehen und an drei aufeinanderfolgenden Tagen. Ihren Trainingsfaktor können Sie anhand der Übersichtstabelle bestimmen:

Ihr Trainingsfaktor

Trainingzustand	Trainingshäufigkeit	Faktor
völlig untrainiert	überhaupt kein Ausdauertraining	0,50
untrainiert	kein regelmäßiges Ausdauertraining	0,55
mäßig trainiert	regelmäßig 1- bis 2-mal wöchentlich Ausdauertraining	0,60
ausdauertrainiert	regelmäßig 2- bis 3-mal wöchentlich Ausdauertraining	0,65
gut ausdauertrainiert	mindestens 4-mal wöchentlich Ausdauertraining	0,70

Für einen 46-jährigen Einsteiger − männlich oder weiblich, kein regelmäßiges Ausdauertraining, Ruhepuls 72 − gelten dann die folgenden Pulsempfehlungen:
1 Walking, Radfahren, Rudern, Inlineskating (Freizeit):
   72 + ((220 − 46 − 72) · 0,55) = 72 + (102 · 0,55) = 128 Schläge/Min.
2 Laufen, Nordic Walking, Inlineskating (Speed), Skilanglauf:
   72 + ((220 − 35 − 72) · 0,55) = 72 + (113 · 0,55) = 134 Schläge/Min.
3 Schwimmen, Aquajogging:
   Ergebnis der Formel 1 minus 5 % = 128 − 6,4 = 122 Schläge/Min.

Wichtig: Berücksichtigen Sie bei der Berechnung bitte die »Punkt-vor-Strich-Regel«!

Sportart und Herzfrequenz

Da sich die Herzfrequenz je nach Sportart unterscheidet, werden die Pulsformeln heute darauf abgestimmt. So erreichen Sie etwa beim Laufen einen höheren Puls als beim Fahrradfahren. Entsprechend sehen auch die Trainingsempfehlungen aus. Die jeweils ermittelten Werte dienen dabei als Obergrenze, wobei der Puls auch um plus/minus 5 Schläge variieren darf. Anfänger können für einen leichten Einstieg in den ersten 8 bis 12 Trainingswochen 10 Schläge abziehen.

Wie lange soll ich trainieren?

Wirkungsvoll sind bereits kurze Bewegungseinheiten ab etwa 10 Minuten. Je nach Sportart empfehlen wir ein Training von 20 bis 30 Minuten.

Auf Dauer erzielen Sie bei längerem Training auch mehr Wirkung. So können Sie die Fettverbrennungsrate nach einem etwa 30-minütigen Ausdauertraining noch steigern, da der Organismus optimal auf die Belastung eingestellt ist.

Verlängern Sie einfach Ihr Trainingspensum im Wochenrhythmus. Ausdauerprogramme für jeden Typ finden Sie ab Seite 60.

Und wie oft?

Optimal sind 2 bis 3 Trainingstermine, möglichst gleichmäßig über die Woche verteilt. So kann sich Ihr Körper wieder erholen, die Glykogenspeicher auffüllen und den Stoffwechsel anpassen: Durch regelmäßiges Ausdauertraining vermehren sich die Mitochondrien (Kraftwerke der Muskelzellen). Damit steigen Leistungsfähigkeit und Kalorienverbrauch.

Dauer- oder Intervallmethode

Im Gesundheitssport gilt die Dauermethode als ideal, denn die Belastungsintensität lässt sich gut kontrollieren. Wer besser trainiert ist, kann auch die Intervallmethode nutzen (Seite 62). Dabei steigern Sie einige Minuten lang die Belastung und senken sie dann wieder in Richtung Sollwert des Pulses ab. So erhöht sich bei gleicher Trainingsdauer der Kalorienverbrauch.

TIPP: Laufen ohne Pulsuhr

Wem die Rechnerei zu umständlich ist, der kann – zumindest in den ersten Wochen – nach dem Motto »Laufen, ohne zu schnaufen« trainieren. Damit bleiben Sie innerhalb Ihrer Leistungsgrenzen und überfordern sich nicht. Auf Dauer sollten Sie Ihr Training jedoch genauer (anhand unserer Pulsformel) steuern, um Ihr Fettverbrennungspotenzial bestmöglich auszunutzen.

Welcher Ausdauersport passt zu mir?

Klar, jeder Sport soll zunächst einmal Spaß machen, damit Sie auch am Ball bleiben. Aus gesundheitlicher Sicht ist es aber zunächst wichtig, die wirklich passende Sportart auszuüben, sonst gehen Sie schnell über Ihre Grenzen und hängen das Training vorschnell an den Nagel. Ihr Gewicht ist bei der Auswahl Ihrer Einstiegssportart entscheidend! Bedenken Sie, dass beispielsweise beim Joggen Kräfte auf Ihre Gelenke wirken, die das 2,5- bis 3-Fache Ihres Körpergewichts betragen. Beim Walking oder Nordic Walking betragen diese nur das 1,5-Fache. Und beim Training auf qualitativ guten Crosstrainern lassen sich die Gelenkbelastungen sogar auf das 1,2-Fache senken.

AUSDAUERSPORT UND KALORIENVERBRAUCH

Beim Joggen ist der Kalorienverbrauch unter vergleichbarer Belastungsintensität um etwa 20 % höher als bei anderen Ausdauersportarten. Das zeigen spiroergometrische Messungen (Atemgasmessung mit Kalorienumsatzberechnung) des Kölner Instituts für Prävention und Nachsorge.

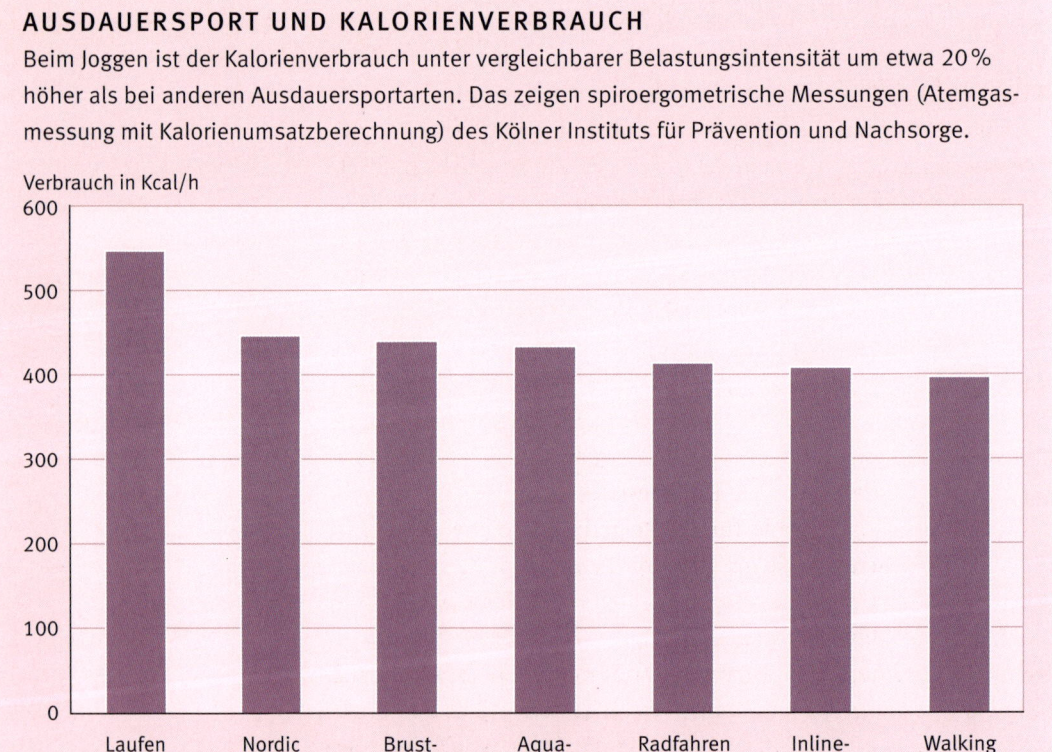

Leichter Einstieg, auch bei stärkerem Übergewicht

Eine noch bessere Entlastung Ihrer Gelenke erreichen Sie beim Radfahren oder auf einem Fahrradergometer.

Sollten Sie sich damit aufgrund Ihres Gewichts oder bei Gelenkproblemen noch zu schwertun, verlegen Sie Ihr Einstiegstraining einfach ins Wasser. Beim Schwimmen oder Aquajoggen erreichen Sie fast denselben Kalorienverbrauch wie beim Training an Land. Aufgrund des Wasserauftriebs werden außerdem Ihre Gelenke maximal entlastet. Erkundigen Sie sich im nächstgelegenen Schwimmbad nach dem dortigen Sportangebot.

> **GU-ERFOLGSTIPP**
> **IDEALER FATBURNER: WANDERN**
>
> Untersuchungen des Kölner Instituts für Prävention und Nachsorge (IPN) zeigten, dass Sie beim intensiven Bergwandern genauso viele Kalorien verbrennen können wie bei klassischen Ausdauersportarten (etwa langsames Joggen). Da man zudem meist mehrere Stunden unterwegs ist, kommt in der Summe ein sehr hoher Kalorienverbrauch zustande. So verbrauchte beispielsweise eine Testperson mit einem Gewicht von 80 kg innerhalb von 3 Stunden über 1700 Kilokalorien.

Mehr Muskeln, mehr Fett weg

Sie wissen nun, wie Sie durch Ausdauertraining Ihren Fettstoffwechsel ankurbeln können. Jetzt geht es darum, diesen Effekt noch zu verstärken. Dazu brauchen Sie Muskeln! Jedes Kilo Muskulatur, das Sie durch Krafttraining aufbauen, verbraucht rund um die Uhr zusätzliche Energie. So entspricht 1 Kilogramm Muskeln einer Extraportion von etwa 30 Kilokalorien pro Tag.

Gelingt es Ihnen, 3 bis 4 Kilogramm Muskelmasse aufzubauen, ergibt sich ein täglicher Mehrverbrauch von etwa 100 Kilokalorien. Aufs Jahr gerechnet, sind das 36 500 Kilokalorien. Das wiederum bedeutet einen Fettverlust von über 5 Kilo, denn 1 Kilogramm Speicherfett liefert etwa 7000 Kilokalorien.

Legen Sie also los! Gerade für Einsteiger sind solche Ergebnisse wirklich erreichbar, da sie quasi bei null anfangen.

Machen Sie eine gute Figur!

Neben dem reinen Abnehmeffekt hat ein Krafttraining natürlich noch eine Reihe weiterer wichtiger Vorteile: Dazu gehören stabilere Gelenke und eine geringere Anfälligkeit für Verschleißerscheinungen insbesondere am Rücken. Ihre Haltung richtet sich auf, die Silhouette wird gestrafft, und Sie wirken insgesamt sportlicher, attraktiver und selbstbewusster.

Wie oft trainieren?

Optimal sind laut aktuellen Studien zwei bis drei Trainingseinheiten, möglichst gleichmäßig über die Woche verteilt. Dies gilt – und das ist das wirklich Neue – für alle Leistungsklassen: vom Einsteiger bis zum gut trainierten Sportler. Dabei sollten – wie bei unserem Fitness-Turbo-Programm – große Muskelgruppen angesprochen werden. Es geht also um ein Ganzkörpertraining, bei dem möglichst viel Muskulatur eingesetzt wird. Mit unseren hocheffizienten Übungsprogrammen liegen Sie genau richtig!

Und wie intensiv?

Ihre Trainingsintensität hängt davon ab, wie lange und wie regelmäßig Sie trainieren beziehungsweise trainiert haben.

Einsteiger: Nur nicht übertreiben

Wer in den letzten zwei Jahren eher eine ruhige Kugel geschoben hat, gilt als Einsteiger. Da sich die Muskeln, Sehnen und Bänder erst einmal auf die ungewohnte Belastung einstellen müssen, beginnen Sie mit einem relativ geringeren Schwierigkeitsgrad und etwa 12 Wiederholungen. Mit mehr Kraft steigern Sie die Anzahl der Wiederholungen. Nach einer Anlaufzeit von etwa vier Wochen können Sie Ihre Wiederholungen auf bis zu 20 steigern.

Mit mehr Erfahrung sollten Sie langsam intensiver trainieren und auf schwierigere Übungen und Ausführungen umsteigen, jedoch mit weniger Wiederholungen. Es ist nicht empfehlenswert, die Muskulatur bis zur vollständigen Ermüdung zu belasten. Bei Einsteigern lässt sich das Muskelwachstum schon durch eine geringere Trainingsintensität anregen.

Die Intensität langsam steigern

In den ersten beiden Monaten reicht es, wenn Sie die jeweils letzte Übungswiederholung als etwas anstrengend empfinden. Ab dem dritten Monat können Sie die Intensität steigern, sodass Sie

TIPP: Realistische Ziele

Setzen Sie sich ein klares Ziel bezüglich Ihrer Trainingseinheiten und versuchen Sie, dieses unbedingt einzuhalten. Überfordern Sie sich nicht mit unrealistischen Plänen. Wer sich zu viel vornimmt, wird leicht enttäuscht und lässt den Sport dann ganz. Formulieren Sie motivierende Sätze wie »Ich gebe mein Bestes und bleibe auf jeden Fall dabei!« (Seite 55 ff.).

So steuern Sie Ihr Training optimal			
Trainingssteuerung	Anfänger: Anpassungsphase (1–2 Monate)	Fortgeschrittene: Aufbauphase (mehrere Monate)	Gut Trainierte: Stabilisationsphase (dauerhaft)
Organisationsform	Zirkelprinzip	Zirkel- oder Satzprinzip	Zirkel- oder Satzprinzip
Belastungsintensität	etwas anstrengend	mittel bis anstrengend	schwer
Wiederholungszahl	anfangs 12, dann 15–20	10–15	12–8
Durchgänge	–	1–3	2–3
Dauer	je nach Bewegungstyp (siehe ab Seite 36)		

sich mittelschwer anstrengen müssen. Auf diese Weise haben Sie stets eine Belastungsreserve. Sie brechen dann die Serie einfach 2 bis 3 Wiederholungen früher ab. So überlasten Sie Bänder und Gelenke nicht, was gerade anfangs Probleme bereiten kann.

Fortgeschrittene: Jetzt geht mehr

Sofern Sie gesund sind, können Sie als Fortgeschrittener nach ein bis zwei Monaten intensiver trainieren. Der Anstrengungsgrad sollte mittel bis schwer sein – ohne Sie zu überanstrengen. Ein gesundes Maß liegt bei 10 bis 15 Wiederholungen pro Übung. 2 bis 3 Durchgänge (Zirkel oder Sätze) sind besonders effektiv.
Gut Trainierte ohne gesundheitliche Einschränkungen können ihren Muskelaufbau mit schwierigeren Übungen/Ausführungen weiter verstärken. Der Muskel sollte dann bei einem hohen Anstrengungsgrad nach 8 bis 12 Wiederholungen ermüden.

Zirkel- oder Satztraining

> Ein Zirkeltraining findet auch im knappsten Zeitbudget Platz: Dabei führen Sie nacheinander und ohne Pause Übungen für unterschiedliche Muskelgruppen durch, nehmen sich etwa nach einer Übung für den Oberkörper eine für die Beine vor. Sie können mehrere solcher Übungssequenzen (Zirkel) absolvieren.

> Ein **Satztraining** ist etwas zeitaufwendiger, aber auch etwas effektiver: Dabei machen Sie pro Übung mehrere Durchgänge (Sätze) – mit jeweils 60 bis 90 Sekunden Pause dazwischen. Erst dann wechseln Sie zur nächsten Übung. Mit den Pausen müssen Sie beim Satztraining etwa die doppelte Trainingszeit einplanen.

WICHTIG: QUALITÄT VOR QUANTITÄT
Achten Sie stets auf korrekte Bewegungstechnik (Seite 69 ff.) und gleichmäßigen, kontrollierten Atem. Führen Sie die Übungen immer so durch, dass Sie sich bei und nach dem Training wohlfühlen. Bei Schmerzen sollten Sie Ihren Arzt aufsuchen.

Trainingsprogramme für jeden Typ

Sie kennen jetzt die wesentlichen Bausteine des Fitness-Turbos. Dabei können Sie Ihre Bonusmeilen im Alltag, Ihr Ausdauer- und Ihr Muskeltraining frei variieren. Und egal welcher Bewegungstyp Sie sind: Versuchen Sie, in allen Bereichen aktiv zu werden.
Stellen Sie sich Ihr Programm nach Lust und Laune zusammen. Hilfreich dabei ist das Ergebnis Ihres Fitnesstests (Seite 53). Denn je mehr Ihr Programm sich mit Ihren Bedürfnissen deckt, desto motivierter bleiben Sie und desto schneller kommen Sie in Form. Hier stellen wir Ihnen die besten Kombinationsmöglichkeiten vor, mit denen Sie sofort loslegen können.

Leichter Einstieg für Untrainierte

Sie haben länger keinen Sport mehr gemacht oder noch nie richtig Spaß daran gehabt? Dann ist dieses Programm genau das Richtige für Sie: Schon ein 15-minütiges Bewegungspensum pro Tag hilft Ihnen wieder auf die Beine – und macht Lust auf mehr. Um den Einstieg leicht zu machen, sollten Sie Ihren Stoffwechsel in den ersten Wochen mit leichten Ausdaueraktivitäten wie zügigem Spazierengehen, Walken oder Radfahren anregen.
Zudem sollten Sie mindestens zweimal pro Woche 15 Minuten lang alle großen Muskelgruppen trainieren (Seite 85). Das gibt

TIPP: Welcher Sport passt zu Ihnen?
Wie trainieren Sie gern: lieber allein oder in Gesellschaft, mit Freunden oder dem Partner? Wer wechselnde Arbeitszeiten hat, sollte eher eine Solo-Sportart wählen. Wer abends Zeit hat, kann sich einer Gruppe (Sportverein, Lauftreff) anschließen. Besonders motivierend sind oft ehemalige Lieblingssportarten, die man – vorbereitet durch unser Fitnessprogramm – wieder aufnehmen kann.

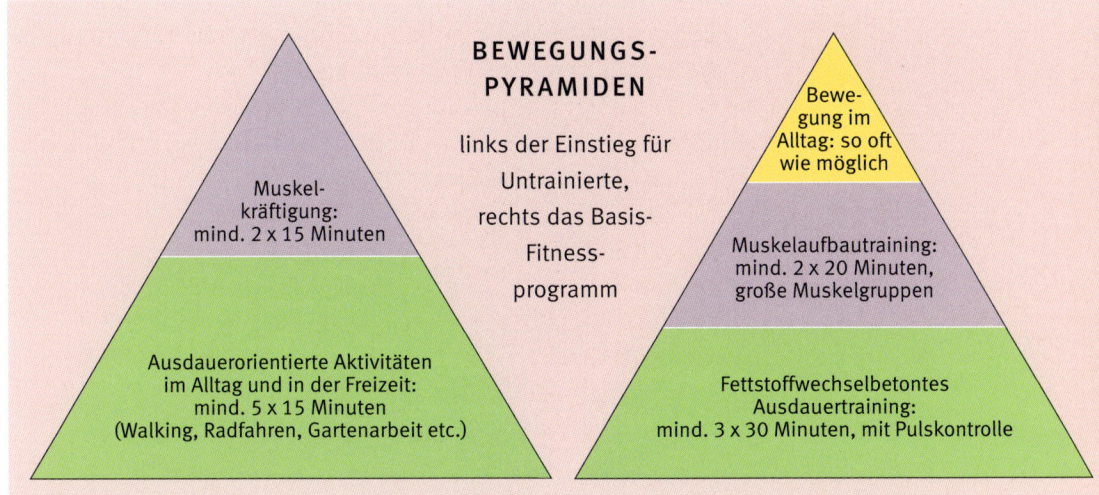

BEWEGUNGS-PYRAMIDEN

links der Einstieg für Untrainierte, rechts das Basis-Fitness-programm

Muskel-kräftigung: mind. 2 x 15 Minuten

Ausdauerorientierte Aktivitäten im Alltag und in der Freizeit: mind. 5 x 15 Minuten (Walking, Radfahren, Gartenarbeit etc.)

Bewe-gung im Alltag: so oft wie möglich

Muskelaufbautraining: mind. 2 x 20 Minuten, große Muskelgruppen

Fettstoffwechselbetontes Ausdauertraining: mind. 3 x 30 Minuten, mit Pulskontrolle

Ihren Gelenken Stabilität und bringt Sie langsam, aber sicher in Richtung Muskelaufbau. Nach etwa zwei bis drei Monaten Training merken Sie, wie Ihre Leistungsfähigkeit steigt und Sie beweglicher werden. Jetzt sind Sie fit genug für unser Basis-Fitness- oder das Alltags-Fitnessprogramm (Seite 38).

Das Basis-Fitnessprogramm

Diese Variante ist in Sachen Stoffwechselwirkung, Fettverbrennungsrate und Fitness die effektivste. Grundlage ist ein pulsgesteuertes Ausdauertraining, kombiniert mit einem gezielten Muskelaufbauprogramm zur Erhöhung Ihres Kaloriengrundumsatzes plus eine Reihe von Alltagsaktivitäten.

Planen Sie für Ihr Ausdauertraining dreimal wöchentlich eine halbe Stunde ein. Wichtig: eine Pulsuhr zur Kontrolle Ihrer Trainingspulsfrequenz (Seite 30). Beim Krafttraining fordern Sie dann Ihre großen Muskelgruppen so intensiv, dass Sie Muskelmasse aufbauen. Zwei Trainingseinheiten à 20 Minuten pro Woche für die großen Muskelgruppen reichen bereits aus.

Um den Trainingseffekt zu steigern, bauen Sie das Ausdauer- und das Krafttraining mit der Zeit aus und verlängern es auf 45 bzw.

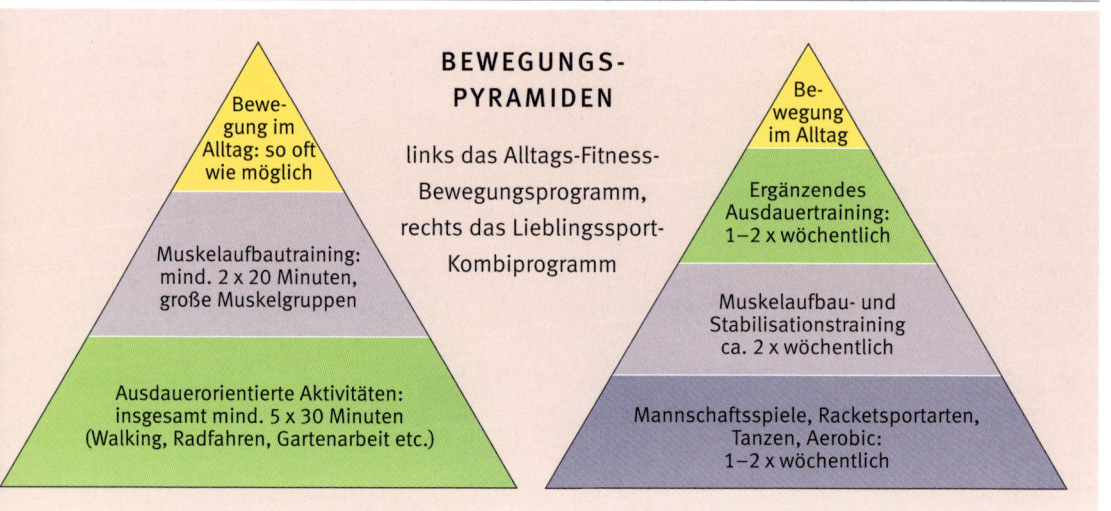

BEWEGUNGS-PYRAMIDEN

links das Alltags-Fitness-Bewegungsprogramm, rechts das Lieblingssport-Kombiprogramm

Linke Pyramide:

Bewegung im Alltag: so oft wie möglich

Muskelaufbautraining: mind. 2 x 20 Minuten, große Muskelgruppen

Ausdauerorientierte Aktivitäten: insgesamt mind. 5 x 30 Minuten (Walking, Radfahren, Gartenarbeit etc.)

Rechte Pyramide:

Bewegung im Alltag

Ergänzendes Ausdauertraining: 1–2 x wöchentlich

Muskelaufbau- und Stabilisationstraining ca. 2 x wöchentlich

Mannschaftsspiele, Racketsportarten, Tanzen, Aerobic: 1–2 x wöchentlich

30 Minuten. Beim Krafttraining wählen Sie Übungsvarianten mit gesteigerter Intensität und trainieren mit größerer Anstrengung.

Das Alltags-Fitness-Bewegungsprogramm

Mithilfe dieser Alternative zum Basis-Fitnessprogramm regen Sie Ihren Fettstoffwechsel mit Alltagsaktivitäten wie Gehen, Walken oder Radfahren an – auch ohne Pulsuhr. Falls Sie keine Lust oder zu wenig Zeit für ein regelmäßiges Ausdauertraining haben, passt dieses Programm gut zu Ihnen. Nur sollten Sie alle Aktivitäten regelmäßig und so intensiv ausführen, dass Sie Ihr Herz-Kreislauf-System auch spürbar fordern. Es zählen alle Bewegungseinheiten von mindestens 10 Minuten Dauer. Kürzere Aktivitäten sind weniger ausdauerwirksam, erhöhen jedoch die gesamte Energiebilanz durch den Kalorienverbrauch.

Werden Sie kreativ, was Bewegung im Alltag angeht: Fahren Sie mit dem Rad oder den Inlineskates zur Arbeit; auf dem Hometrainer können Sie ohne schlechtes Gewissen Ihre Lieblings-TV-Soap genießen (Fettverbrennung inklusive!) oder auch Zeitung lesen. So bleibt genügend Zeit für zweimal 20 Minuten Krafttraining pro Woche.

Das Lieblingssport-Kombiprogramm

Selbstverständlich können Sie sich Ihr persönliches Fitnessprogramm auch aus regelmäßigen Trainingseinheiten Ihrer Lieb-
lings-Freizeitsportarten zusammenstellen – zum Beispiel Tennis,
Badminton, Fußball, Tanzen oder Aerobic. Spielerische Sportarten fordern, immer im Rahmen der eigenen Leistungsgrenzen,
den Stoffwechsel.

Welche Sportart Sie auch wählen: Ergänzen Sie sie mit einigen
Einheiten Ausdauer- und Muskeltraining. So wird Ihr Training
ausgewogener und effektiver. Außerdem steigern Sie Ihren Abnehmeffekt und verbessern Ihre Leistungsfähigkeit auch innerhalb Ihres Lieblingssports. Nicht zuletzt sinkt Ihr Verletzungsrisi-
ko. Kombinieren Sie Ihre Bewegungseinheiten so, dass Sie mit
Lieblingssport plus Ausdauertraining auf drei Trainingseinheiten
pro Woche kommen. Das Krafttraining sollte mindestens zweimal
pro Woche stattfinden.

Der Kombiplan eignet sich auch für all jene, die sich nach dem
Basis-Fitnessprogramm etwas mehr Abwechslung wünschen.

Training im Biorhythmus

Zeit ist für moderne Menschen der höchste Luxus. Wo es schon
schwierig wird, neben dem Beruf Familie und Partnerschaft unter
einen Hut zu bringen, bleibt oft kaum Freiraum für sportliche Aktivitäten. Dabei sorgen diese schnell und unkompliziert für mehr
Lebensqualität und einen effektiven Stressabbau.

Versuchen Sie deshalb, Ihr individuelles Bewegungsprogramm genauso ernst zu nehmen wie einen Zahnarzttermin oder ein Ge-
spräch mit Ihrem Chef. Halten Sie sich immer vor Augen, dass es
beim Training um etwas ganz Wichtiges geht: um Ihr Wohlbefin-
den – auch wenn es bisweilen schwerfällt, den inneren Schweinehund zu überwinden (mehr dazu ab Seite 54).

Vom richtigen Zeitpunkt

Berufstätige können ihr Training unter der Woche entweder frühmorgens vor oder abends nach der Arbeit durchführen. Mehr
Freiraum bieten sicher das Wochenende und die Ferien. Nutzen

DIE INNERE UHR

Unsere Körperfunktionen
werden von einer »biologischen Uhr« im Gehirn ge-
steuert. Hormonproduk-
tion, Verdauung, Stoffwechsel – alle Organe unterlie-
gen dieser inneren Uhr und
sind je nach Tageszeit mehr
oder weniger aktiv. Dies
machen Sie sich mit unse-
rem Konzept zunutze, weil
Sie Essen, Trainieren und
Schlafen auf den inneren
Rhythmus abstimmen.

Sie diese Zeitfenster für längere Trainingseinheiten. Wer flexible Arbeitszeiten hat, sollte seine Termine ebenso fest einplanen.

Für ein noch wirkungsvolleres Bewegungs- und Abnehmprogramm können Sie Ihr Training zusätzlich auf Ihren Biorhythmus abstimmen. So nutzen Sie Ihre Stoffwechsel- und Leistungskapazitäten voll aus, halten Ihre Sporttermine eher ein – und das Training ist oft effizienter. Denn tatsächlich fallen insbesondere Ausdauer- oder Kraftübungen zu bestimmten Tageszeiten leichter. Das hängt mit den unterschiedlichen Hormonspiegeln des Körpers im Tagesverlauf zusammen.

Morgens: Ausdauertraining

Mit einem leichten Ausdauertraining am frühen Morgen hat der Körper noch etwas von seiner nächtlichen Fettverbrennungsphase. Das gilt vor allem, wenn Sie vor dem Frühstück trainieren. Jetzt ist der Blutzuckerspiegel niedrig, und der Körper greift mehr auf Fette als Energielieferanten zurück. Allerdings nur dann, wenn die Belastung nicht zu anstrengend ist.

Sollten Sie frühmorgens noch keine Lust auf Ihr Ausdauertraining haben, können Sie es auch auf den Nachmittag oder den frühen Abend legen. Zu diesen Zeiten ist der Körper zudem leistungsbereit für intensiveres Training.

Abends: Muskeltraining

Ganz anders sieht es beim Krafttraining aus: Bei intensiven muskulären Beanspruchungen wird in erster Linie Zucker benötigt. Wer frühmorgens hungrig trainiert, läuft deshalb Gefahr, mangels verfügbarer Kohlenhydrate seine Eiweißdepots und damit Muskelmasse ab- anstatt aufzubauen. Abends ist der beste Zeitpunkt für das Krafttraining. Jetzt ist der Organismus bereit für intensive Muskelarbeit. Tatsächlich werden nahezu alle Rekorde im Bereich von Kraft- und Schnellkraftleistungen im Hochleistungssport zu dieser Tageszeit erzielt.

Natürlich ist gegen einen kurzen morgendlichen Workout genauso wenig einzuwenden wie gegen kleinere Kräftigungsübungen im Tagesverlauf. Der ideale Trainingszeitpunkt ist nach der Arbeit im

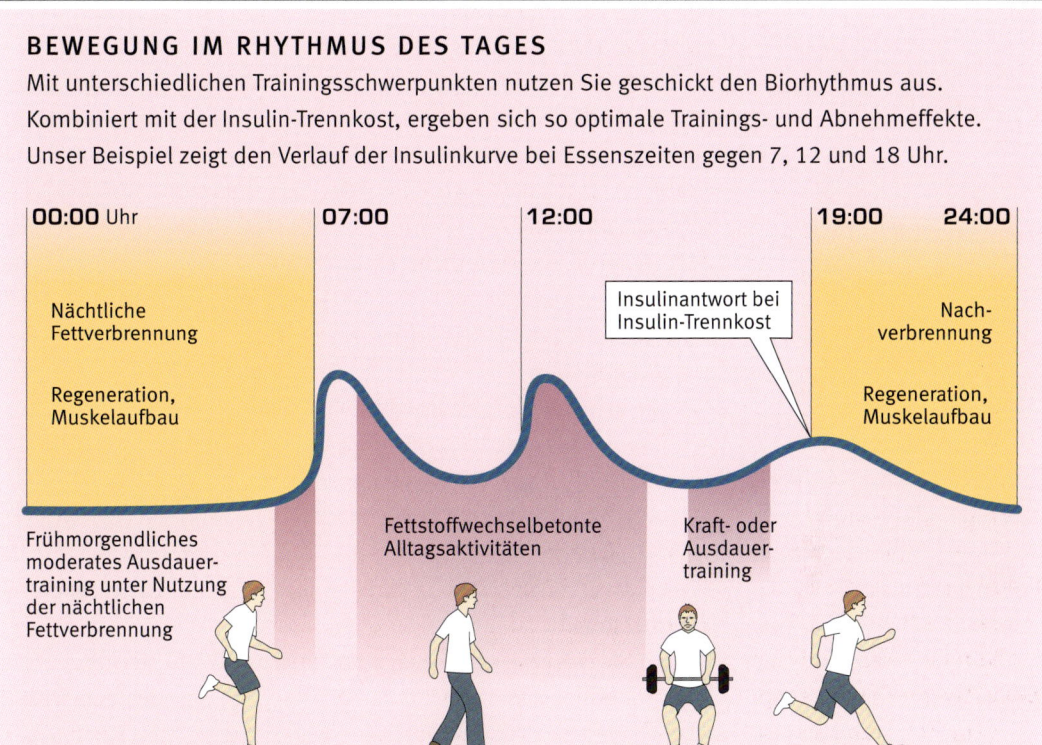

BEWEGUNG IM RHYTHMUS DES TAGES

Mit unterschiedlichen Trainingsschwerpunkten nutzen Sie geschickt den Biorhythmus aus. Kombiniert mit der Insulin-Trennkost, ergeben sich so optimale Trainings- und Abnehmeffekte. Unser Beispiel zeigt den Verlauf der Insulinkurve bei Essenszeiten gegen 7, 12 und 18 Uhr.

00:00 Uhr   07:00   12:00   19:00   24:00

Nächtliche Fettverbrennung

Insulinantwort bei Insulin-Trennkost

Nachverbrennung

Regeneration, Muskelaufbau

Regeneration, Muskelaufbau

Frühmorgendliches moderates Ausdauertraining unter Nutzung der nächtlichen Fettverbrennung

Fettstoffwechselbetonte Alltagsaktivitäten

Kraft- oder Ausdauertraining

Fitness-Studio oder zu Hause – und auf jeden Fall kurz vor dem eiweißreichen Insulin-Trennkost-Abendessen (Seite 119).

Das Fettverbrennungsplus: Bewegung am Abend
Egal ob Ausdauer- oder Krafttraining: Treiben Sie möglichst zwischen 17 und 20 Uhr Sport. Direkt danach essen Sie zu Abend. So füttern Sie Ihren Körper zum biorhythmisch richtigen Zeitpunkt mit den passenden Nährstoffen. Die helfen dabei, Ihre Muskulatur über Nacht zu regenerieren und nach und nach aufzubauen. Die Energie für diese Arbeiten kommt jetzt aus Ihren Fettdepots – allerdings nur nach einer eiweißreichen Insulin-Trennkost-Abendmahlzeit. Mit ihr gelangt nur sehr wenig Insulin ins Blut, und die Pforten der Fettzellen für die nächtliche Lipolyse (Mobi-

lisierung des Speicherfetts) sind offen. So läuft die Fettverbrennung auf vollen Touren. Verstärken können Sie den Prozess noch durch abendliches Krafttraining. Es sorgt für eine vermehrte Ausschüttung des Wachstumshormons (HGH) und damit für eine erhöhte Fettverbrennung.

AUF EINEN BLICK: Das optimale Timing

> Ihr Training am Morgen sollte vor 8 Uhr stattfinden und auch nur mäßig anstrengend sein. Auf diese Weise nutzen Sie den noch wirksamen Fettverbrennungsmodus. Am besten geeignet ist dafür leichter Ausdauersport, zum Beispiel Ergometertraining, Nordic Walking oder langsames Joggen.

> Alltagsaktivitäten sind den ganzen Tag gefragt. Sie unterbrechen nicht nur monotone Arbeitsabläufe, sondern regen den Stoffwechsel an und sorgen für einen zusätzlichen Energieverbrauch.

> Die Zeit zwischen 17 und 20 Uhr ist optimal für intensivere Bewegungseinheiten, also für Ausdauer- und/oder Krafttraining, aber auch für andere Sportarten wie Ballspiele. Sie fordern den Stoffwechsel ebenfalls intensiv.

> Mit dem Abendtraining verstärken Sie die nächtliche Fettverbrennung, denn es wird mehr Wachstumshormon ausgeschüttet, das die Muskeln für Aufbau und Reparaturen brauchen.

> Nehmen Sie Ihr Insulin-Trennkost-Abendessen möglichst kurz nach dem Training ein. Danach heißt es: Gute Nacht, und schlafen Sie gut! Gehen Sie gegen 23 Uhr zu Bett, und gönnen Sie sich ausreichend Schlaf.

> Sollten Sie noch später am Abend Hunger verspüren, können Sie mit einer Extraportion Eiweiß für Ruhe sorgen. Greifen Sie zum Beispiel zu einem kleinen Becher Magermilchjoghurt, einem gekochten Ei oder einem Spiegelei, etwas Hähnchen- oder Putenfleisch. Schleckermäuler gönnen sich eine Götterspeise mit Süßstoff. Weitere Tipps dazu finden Sie auf Seite 115.

JUST DO IT!

Es ist uns in erster Linie wichtig, dass Sie sich ausreichend bewegen und den richtigen Mix finden. Unsere Empfehlungen zum Timing dienen dazu, dass Sie dabei möglichst gute Effekte erzielen. Wenn Sie in Sachen Bewegung Ihr eigenes Timing finden und damit gut klarkommen, ist das völlig in Ordnung.

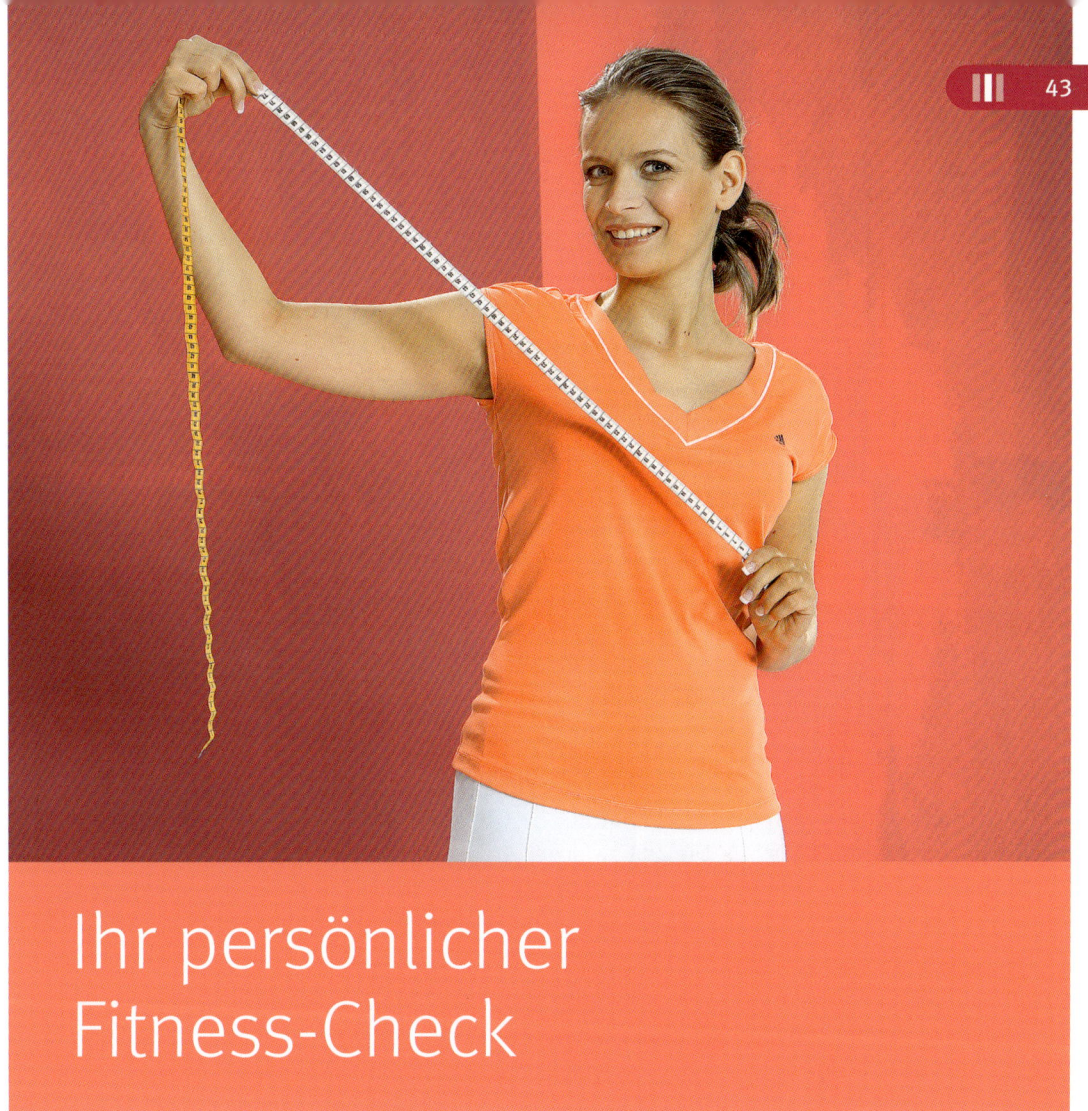

Ihr persönlicher Fitness-Check

Bevor Sie motiviert mit Ihrem Training loslegen, sollten Sie einen kurzen Fitness-Check durchführen. Danach haben Sie es schwarz auf weiß, woran Sie arbeiten sollten und wie fit Sie im Moment sind. Das ist wichtig, damit Sie sich richtig einschätzen und beim Training weder über- noch unterfordern. Der Test kann Ihnen auch später immer mal als »Messlatte« dienen, damit Sie Ihren Fitness-Turbo mit der Zeit im richtigen Maß weiter steigern. So werden Sie sich bald rundum wohl in Ihrer Haut fühlen!

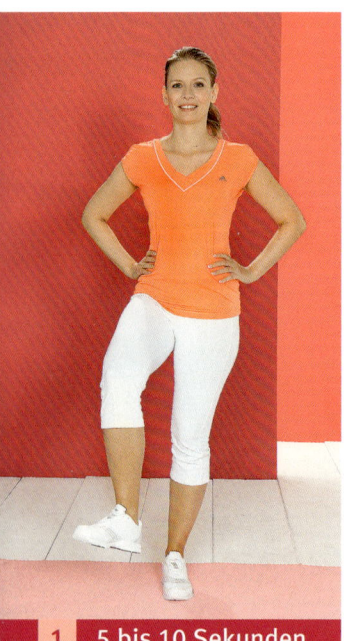

1 5 bis 10 Sekunden

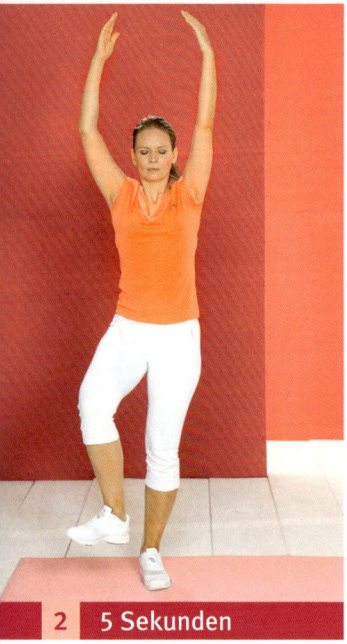

2 5 Sekunden

So testen Sie Ihre Fitness

Fünf einfache, aussagekräftige Tests zeigen Ihnen schon in zehn Minuten, welches Training zu Ihnen passt und wo Ihre Stärken beziehungsweise Ihr ausbaufähiges Potenzial liegen.

> Dazu benötigen Sie: ein Maßband, eine Uhr mit Sekundenangabe, einen Tisch sowie zwei Treppenstufen (Höhe etwa 35 cm).

> Führen Sie den Test am besten gemeinsam mit einem Partner durch. Er kann Ihnen dabei helfen, möglichst genaue Ergebnisse zu ermitteln, und Sie können sich auf den Bewegungsablauf bei dem jeweiligen Test konzentrieren. Bitte halten Sie sich auch an die vorgegebene Reihenfolge der Testübungen.

1. Koordination – Einbeinstand

Dieser Test zeigt, wie gut Sie Ihr Gleichgewicht halten können, wie leicht Ihnen koordinative Bewegungen fallen und wie es um Ihre Körperkontrolle bestellt ist.

1 > Stellen Sie sich (am besten ohne Schuhe) hin und heben Sie ein Bein etwas an. Das angehobene Bein darf das andere nicht berühren. Ihre Hände liegen locker auf den Hüften.

> Versuchen Sie nun, Ihr Gleichgewicht in den verschiedenen Positionen mit steigendem Schwierigkeitsgrad zu halten. Gewertet wird die Position, die Sie stabil – ohne Ausweichbewegungen – durchführen können:

1 Sie können den Einbeinstand nicht oder weniger als 5 Sekunden lang halten.

2 Sie stehen mindestens 5 Sekunden stabil auf einem Bein.

3 Sie stehen mindestens 10 Sekunden stabil auf einem Bein.

4 Schließen Sie nun die Augen. Sie können den Einbeinstand so mindestens 5 Sekunden lang halten.

2 5 Strecken Sie mit geschlossenen Augen jetzt noch die Arme nach oben. Sie halten den Einbeinstand auch so mindestens 5 Sekunden lang.

3 6 Nehmen Sie mit geschlossenen Augen und hochgestreckten Armen den Kopf in den Nacken. Sie halten immer noch das Gleichgewicht – mindestens 5 Sekunden lang.

Auswertung »Koordination«

Alter	Erreichte Position				
bis 45	1·2	3	4	5	6
ab 45	1	2	3	4	5·6
Bewertung/Punkte	1	2	3	4	5

Ihr Testergebnis

Erreichte Position: _____   Ihre Punktzahl: _____

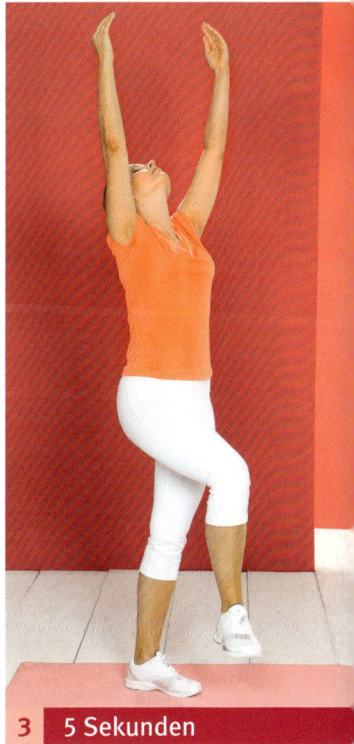

3   5 Sekunden

> 1 = tun Sie etwas für Ihr Gleichgewicht!
Ihr Gleichgewicht ist noch eine ziemlich wackelige Angelegenheit.
Machen Sie unsere Koordinationsübungen (Seite 76–77) zum
Pflichtprogramm, und bauen Sie die Übungen hin und wieder
auch in Ihren Alltag ein.
> 2 = da geht noch mehr!
Ihre Balance sollte besser sein. Sportliche Aktivitäten in Verbin-
dung mit unseren gezielten Koordinationsübungen (Seite 76–77)
sorgen dafür, dass Sie schon bald besser auf den Beinen sind!
> 3 = durchschnittlich
Ihr Gleichgewicht ist in Ordnung, jedoch noch ausbaufähig: Eine
gute Balance ist ein wertvoller Fitnessfaktor und schützt gleichzeitig vor Sturzgefahren und Muskel- und Sehnenverletzungen.
> 4 = gut
Prima, Sie sind im Lot. Unsere Empfehlung lautet deshalb: Erhalten Sie sich diese gute Fähigkeit durch regelmäßige körperliche
Aktivitäten.
> 5 = sehr gut
Sie lassen sich wirklich durch nichts aus dem Gleichgewicht bringen! Damit besitzen Sie eine hervorragende Körperkontrolle und
die idealen Voraussetzungen für koordinativ anspruchsvolle
Sportarten wie Tanzen oder Skifahren.

2. Beweglichkeit der Beinrückseite

Mit diesem Test finden Sie heraus, wie es mit der Beweglichkeit der Muskeln an Ihrer Beinrückseite aussieht. Das Ergebnis lässt sich auf die gesamte Beweglichkeit Ihres Körpers übertragen.

› Legen Sie sich neben einen Tisch, sodass sich Ihr Hüftgelenk (am knöchernen Vorsprung gut tastbar) auf Höhe eines Tischbeins befindet. Beide Beine liegen locker gestreckt am Boden, die Fußspitzen zeigen zur Decke.

1 › Heben Sie nun ein Bein gestreckt und ohne Schwung so weit wie möglich nach oben und nach hinten. Gewertet wird die Position, die Sie problemlos 3 Sekunden mit gestrecktem Bein halten können. Danach kommt das andere Bein an die Reihe. Das schwächere Ergebnis zählt.

1 Der Abstand zwischen Ihren Zehenspitzen und dem Tischbein beträgt mehr als eine Fußlänge.

2 Zwischen Zehenspitzen und Tischbein liegt eine Fußlänge.

3 Ihre Zehenspitzen erreichen das Tischbein.

4 Ihre Ferse befindet sich in Verlängerung des Tischbeins.

5 Ihre Ferse ragt ein paar Zentimeter über das Tischbein hinaus (wie im Bild).

6 Ihre Ferse ragt eine Fußlänge über das Tischbein hinaus.

7 Zwischen Ferse und Tischbein liegt mehr als eine Fußlänge.

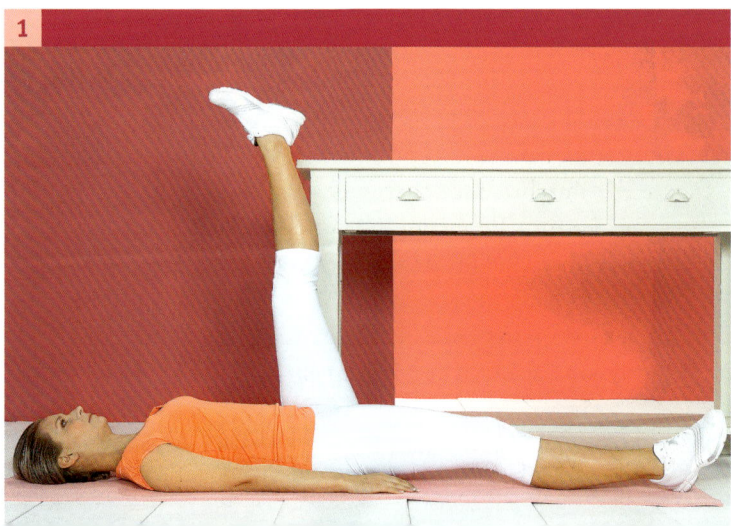

Auswertung »Beweglichkeit«

Alter		Erreichte Beinposition				
Frauen	bis 45	1·2·3	4	5	6	7
	ab 45	1·2	3	4	5	6·7
Männer	bis 45	1·2	3	4	5	6·7
	ab 45	1	2	3	4	5·6·7
Bewertung/Punkte		1	2	3	4	5

Ihr Testergebnis

Erreichte Position: _____   Ihre Punktzahl: _____

> 1 = tun Sie etwas für Ihre Beweglichkeit!
Sie sind etwas eingerostet – höchste Zeit, etwas dagegen zu unternehmen. Nehmen Sie sich unsere Dehnübungen vor und trainieren Sie täglich (ab Seite 78)!
> 2 = da ist noch mehr drin!
Das sollte besser werden. Peilen Sie ein »befriedigendes« Ergebnis an. Machen Sie nach dem Training immer leichte Dehnübungen (ab Seite 78).
> 3 = durchschnittlich
Ihr Ergebnis ist in Ordnung. Versuchen Sie, diesen Status zu erhalten und noch etwas zu verbessern. Unsere Dehnübungen helfen Ihnen dabei (ab Seite 78).
> 4 = gut
Sie sind überdurchschnittlich gut beweglich. Ihre gute Grundbeweglichkeit kommt Ihnen im Alltag und in der Freizeit zugute. Dieses Niveau sollten Sie auf Dauer halten!
> 5 = sehr gut
Sie sind sehr beweglich. Aber sind Ihre Muskeln auch stark? Denn nur kräftige *und* bewegliche Muskeln sind gut trainiert.

TIPP: Seitenunterschiede?
Achten Sie beim Test auch auf mögliche Seitenunterschiede. Wenn ein Bein schlechter abschneidet, sollten Sie mit unserer Dehnübung auf Seite 78 bevorzugt diese Seite dehnen, um schon bald eine harmonische Beweglichkeit zu erreichen.

3. Ausdauer – Step-Test

Mit dem Step-Test wissen Sie schon nach drei Minuten, wie ausdauernd Sie sind. Ausdauer ist wichtig für Ihre Fitness, denn je besser sie ist, desto leistungsfähiger sind Ihr Herz-Kreislauf-System und Ihr Stoffwechsel.

> Ermitteln Sie Ihren Ruhepuls und notieren Sie die Herzschläge pro Minute.

1 > Stellen Sie sich nun vor eine Treppe. Steigen Sie mit dem rechten Bein eine Doppelstufe hoch (etwa 35 cm, also zwei Stufen) und mit demselben Bein wieder hinunter.

> Steppen Sie weiter: Die Wiederholungszahl richtet sich nach Ihrem Gewicht: **bis 60 kg:** 30-mal pro Minute (in 2 Sekunden hinauf und hinunter);
61 bis 80 kg: 25-mal pro Minute (in etwa 2,5 Sekunden hinauf und hinunter);
über 80 kg: 20-mal pro Minute (in 3 Sekunden hinauf und hinunter).

> Probieren Sie zuerst ein wenig herum, bis Sie Ihren Rhythmus gefunden haben. Dann kann es losgehen. Steppen Sie 90 Sekunden lang mit dem rechten oder linken Bein.

> Dann wechseln Sie für weitere 90 Sekunden auf das andere Bein.

> Messen Sie sofort nach dem Test 15 Sekunden lang Ihren Puls. Multipliziert mit 4, ergibt das Ihren Belastungspuls pro Minute.

> Errechnen Sie nun die Differenz zwischen Belastungs- und Ruhepuls – siehe Testergebnis. Vergleichen Sie Ihr Ergebnis mit der Tabelle.

Das Ergebnis kann in die Berechnung Ihrer Trainingspulsfrequenz einfließen (Seite 30): Wenn Sie hier nur einen Punkt erzielen, setzen Sie auf jeden Fall den Belastungsfaktor 0,5 ein, bei 2 Punkten 0,55 und so weiter. Den hohen Faktor 0,7 sollten nur gut Trainierte einsetzen.

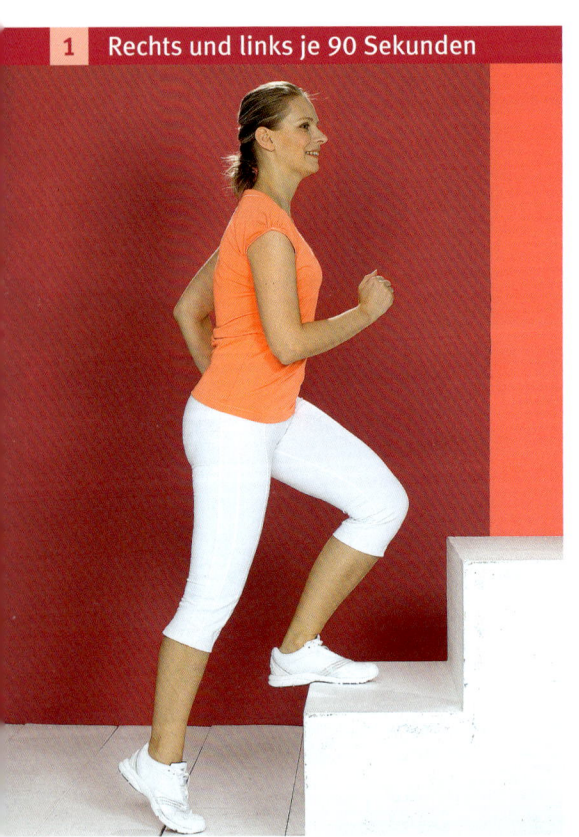

1 Rechts und links je 90 Sekunden

Auswertung »Ausdauer«

Alter		Errechnete Pulsdifferenz				
Frauen	bis 45	› 75	70–75	60–69	55–59	‹ 55
	ab 45	› 65	60–65	55–59	50–54	‹ 50
Männer	bis 45	› 65	60–65	50–59	45–49	‹ 45
	ab 45	› 60	55–60	45–54	40–44	‹ 40
Bewertung/Punkte		1	2	3	4	5

Ihr Testergebnis

Ihre Pulsdifferenz:

15-Sek.-Puls ___ · 4 = Belastungspuls ___ – Ruhepuls ___ = _____

Ihre Punktzahl: _____

› 1 = tun Sie etwas für Ihre Ausdauer!
Sie kommen schnell außer Atem, und Ihre Ausdauerleistung liegt deutlich unterhalb des empfohlenen Normalbereichs (3). Unser Bewegungsprogramm (ab Seite 61) macht Sie wieder fit.

› 2 = da ist noch mehr drin!
Sie erreichen noch nicht ganz den empfohlenen Bereich (3). Packen Sie's an und bleiben Sie dran mit dem Ausdauerprogramm.

› 3 = durchschnittlich (empfohlener Normalbereich)
Ihr Ergebnis ist in Ordnung. Unser Programm sorgt dafür, dass Sie sich bald noch besser fühlen.

› 4 = gut
Gratulation! Ihr Ergebnis ist überdurchschnittlich. Sie verfügen über eine gute Fitnessgrundlage und bringen sehr gute Voraussetzungen für unser Training mit.

› 5 = sehr gut
Toll! Sie haben den Step-Test mit Bravour gemeistert. Sie können intensiver trainieren, wobei (Wieder-)Einsteiger auch hier auf eine sanftere Eingewöhnungsphase setzen sollten.

TIPP: Ruhepuls als Fitness-Indikator
Messen Sie Ihren Ruhepuls auch hin und wieder frühmorgens vor dem Aufstehen. Sie werden schon nach wenigen Wochen feststellen, dass er gegenüber dem Ausgangswert um einige Schläge gesunken ist: ein sicheres Zeichen dafür, dass sich Ihr Herz-Kreislauf-System angepasst hat und effektiver arbeitet.

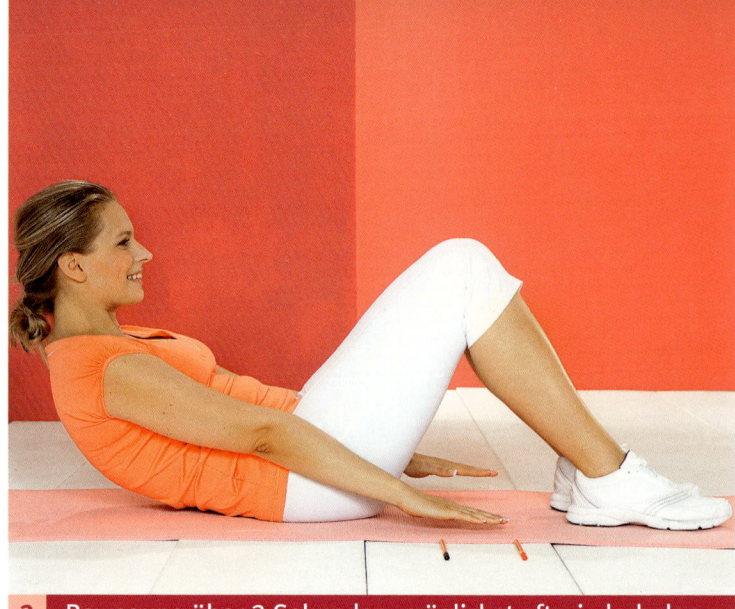

2 Bewegung über 3 Sekunden, möglichst oft wiederholen

4. Kraftausdauer – Bauchmuskeltest

Wie fit Sie sind, zeigt sich auch an Ihrer Bauchmuskulatur. Diese sogenannten »Kennmuskeln« lassen Rückschlüsse auf Ihre gesamte Muskelkraft zu. Außerdem sind sie besonders wichtig für eine aufrechte Körperhaltung und schützen – gemeinsam mit anderen Muskeln – die Gesundheit Ihrer Wirbelsäule.

> › Legen Sie sich auf den Rücken, und stellen Sie Ihre Füße an. Die Arme liegen neben Ihrem Körper.

1 › Markieren Sie mit Stiften oder mit Klebeband den vordersten Punkt, den Sie am Boden locker mit Ihren Fingerspitzen erreichen. Bringen Sie dann zehn Zentimeter weiter vorn eine zweite Markierung an.

2 › Heben Sie jetzt ohne Schwung Kopf, Schultern und Oberkörper so weit an, dass Sie mit den Fingerspitzen die vordere Markierung erreichen. Halten Sie die Position kurz.

> › Rollen Sie dann den Oberkörper wieder in die Ausgangsposition zurück. Legen Sie den Kopf nicht ab, und halten Sie die Bauchmuskelspannung. Atmen Sie ruhig ein und aus.

> › Ein Bewegungsdurchgang dauert etwa 3 Sekunden. Wie viele Wiederholungen schaffen Sie nacheinander mit der korrekten Bewegungstechnik?

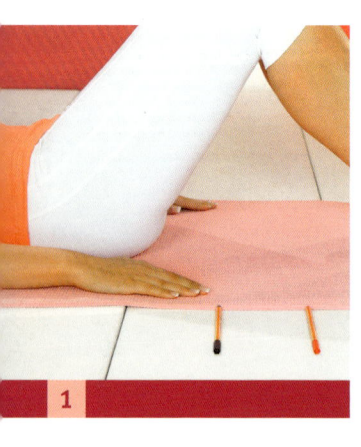

1

Auswertung »Kraftausdauer«

Alter		Anzahl der Wiederholungen				
Frauen	bis 45	‹ 15	15–19	20–24	25–29	30
	ab 45	‹ 10	10–15	15–19	20–24	25
Männer	bis 45	‹ 20	20–24	25–29	30–34	35
	ab 45	‹ 15	15–19	20–24	25–29	30
Bewertung/Punkte		1	2	3	4	5

Ihr Testergebnis

Wiederholungen: _____   **Ihre Punktzahl:** _____

> **1 = tun Sie etwas für Ihre Kraft!**
Sie haben es bestimmt sofort bemerkt: Ihre Bauchmuskeln machen zu schnell schlapp. Das lässt sich ganz einfach ändern: mit unseren Bauchmuskelübungen.

> **2 = da ist mehr drin!**
Ihre Bauchmuskelkraft sollte besser entwickelt sein. Mit regelmäßigen Kraftübungen verbessern Sie sich schon innerhalb weniger Wochen.

> **3 = durchschnittlich**
Ihr Kraftvermögen liegt im »Normalbereich«. Stärken Sie Ihre Haltung und Ihren Rücken weiter durch gezieltes Bauchmuskeltraining.

> **4 = gut**
Ihre Bauchmuskeln sind überdurchschnittlich gut entwickelt. Achten Sie darauf, neben den Bauch- auch Ihre Rückenmuskeln in Form zu halten.

> **5 = sehr gut**
Ihre Bauchmuskeln sind echt fit und damit eine gute Basis für das Training aller Muskelgruppen.

BAUCH & FITNESS
Gut trainierte Bauchmuskeln sind ein typisches Kennzeichen für eine gute Fitness – und umgekehrt. Ein straffer Bauch hält Ihnen den Rücken frei, sowohl im Alltag als auch in der Freizeit.

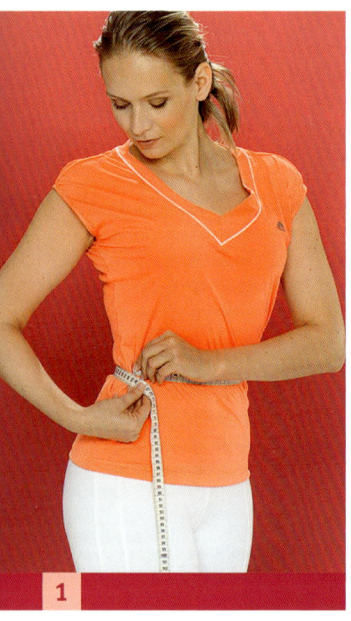

1

5. Taillenumfang – Maßeinheit für inneres Bauchfett

Eine einfache Messung Ihres Taillenumfangs zeigt Ihnen ganz schnell, ob Sie zu viel Fett in Ihrem inneren Bauchraum haben und somit Ihr Risiko für Herz-Kreislauf- und Stoffwechselkrankheiten erhöht ist.

1   › Tasten Sie seitlich die Weichteillücke zwischen der untersten Rippe und dem knöchernen Beckenoberrand: Führen Sie hier um den Oberbauch in einer geraden Linie ein Maßband herum. Meist liegt diese Linie etwas oberhalb des Bauchnabels.

  › Messen Sie Ihren Bauch zwischen dem Ein- und Ausatmen. Das Band darf eng am Körper anliegen – ohne einzuschnüren.

Vor allem Adipöse und Frauen haben den größten Bauchumfang unterhalb des Nabels, weil dort eine Menge Unterhautfettgewebe sitzt. Dieses Fett ist nicht so riskant wie das Eingeweidefett, das den inneren Bauch im Bauchfell nach oben anhebt. Dieses in den Organen eingelagerte Abdominalfett kann krank machende Prozesse in Gang setzen. Die gute Nachricht: Gerade dieses Fett lässt sich schnell abbauen.

Auswertung »Taillenumfang«

	Umfang in Zentimetern				
Frauen	› 95	88–95	80–87	73–79	‹ 73
Männer	› 110	102–110	94–101	86–93	‹ 86
Bewertung/Punkte	1	2	3	4	5

Ihr Testergebnis

Ihr Bauchumfang: _____   Ihre Punktzahl: _____

› 1 = deutlich zu hoch

Ihr Bauchumfang liegt im Risikobereich. Ein Arztbesuch kann dabei helfen, weitere Risikofaktoren (wie zum Beispiel Bluthochdruck) abzuklären. Mit unserem Bewegungsprogramm können Sie das Bauchfett langsam, aber sicher abbauen!

> **2 = zu hoch**

Ihr Bauchumfang liegt noch im Risikobereich. Mit unserem Bewegungsprogramm verlieren Sie schon bald einige Zentimeter Bauchumfang.

> **3 = weniger ist mehr**

Ihr Bauchumfang liegt in einem Bereich mit leicht erhöhtem Risiko. Mit unserem Bewegungsprogramm schaffen Sie es leicht, die Risikozone zu verlassen.

> **4 = gut**

Alles in Ordnung. Ein aktiver Lebensstil hilft Ihnen, Ihre Taille in Form zu halten.

> **5 = sehr gut**

Super! Sie liegen in Sachen Körperfett deutlich unterhalb der kritischen Grenzwerte. Erhalten Sie sich diesen gesundheitlichen Vorteil – mit dem Fitness-Turbo!

Wie gut ist Ihre Gesamt-Fitness?

Nun haben Sie es schwarz auf weiß. Übertragen Sie die Ergebnisse aller Tests in die unten stehende Tabelle, und zählen Sie Ihre Werte zusammen. Suchen Sie sich dann Ihr passendes Trainingsprogramm aus. Viel Spaß!

	Ihre Punktzahl
1. Koordination	_____
2. Beweglichkeit	_____
3. Ausdauer	_____
4. Kraftausdauer	_____
5. Bauchumfang	_____
Gesamtpunktzahl	_____

Auswertung

Punkte gesamt	Bewertung	Ausdauer-programm	Muskelaufbau-programm
5–7	Tun Sie etwas für sich!	Seite 61	Seite 85
8–12	Da geht noch mehr!	Seite 61	Seite 85
13–17	Durchschnittlich	Seite 66	Seite 92
18–21	Gut	Seite 66	Seite 92
22–25	Super!	Seite 67	Seite 101

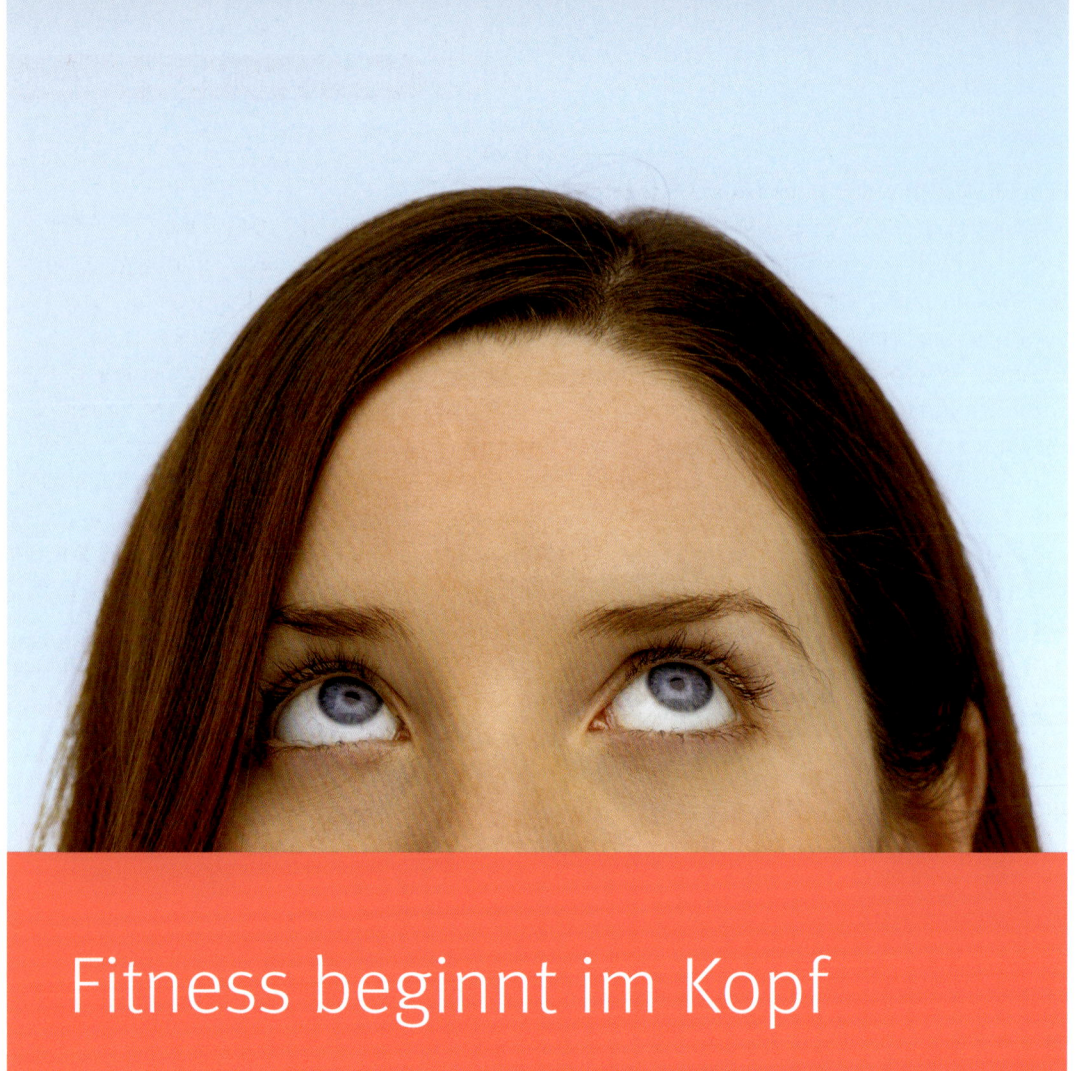

Fitness beginnt im Kopf

Aus der Gehirnforschung wissen wir heute, dass nichts schwieriger ist, als von einem Tag auf den anderen plötzlich gesund zu leben, früher schlafen zu gehen oder regelmäßig Sport zu treiben. Das liegt daran, dass wir nicht ausschließlich als Verbrennungsmotoren auf die Welt gekommen sind, sondern als Menschen mit Gefühlen und Wünschen, Stärken und Schwächen. Eine der menschlichsten Eigenschaften überhaupt ist die Bequemlichkeit. Sie hat aus evolutionärer Sicht ihren Sinn, entspricht sie doch dem

Grundbedürfnis des Organismus nach Spar-
samkeit. Schließlich ist unser Körper seit Ur-
zeiten darauf programmiert, (Fett-)Reserven
für Notzeiten anzulegen. Das heißt, auch unsere Vorfahren bewegten sich nur, wenn sie
mussten. Waren die Jagd beziehungsweise die
Ernte erfolgreich, ruhten sie sich aus.

Klare Ziele sind die beste Motivation

Trotzdem gibt es ein menschliches Bedürfnis
nach Bewegung. Das ist genauso stark wie das
nach Schlaf, Essen oder Trinken. Allerdings
wird kaum jemand einfach so aktiv. Setzten
sich unsere Urahnen noch aufgrund der über-
zeugenden Argumente von Hunger oder Angst in Bewegung,
müssen wir schon unseren »inneren Schweinehund« überwinden,
um in die Gänge zu kommen. Doch wie motivieren wir uns am
besten, um gute Vorsätze auch in die Realität umzusetzen?
Die Stadtwerke Köln haben im Rahmen einer ganzheitlichen Ge-
sundheitsprophylaxe im Konzern eine interne Studie dazu gemacht, wie die Mitarbeiter zum (Gesundheits-)Sport motiviert
werden können. Schließlich liegt in der Antwort auf diese Frage
nicht nur der Schlüssel zu einem höheren Energieverbrauch und
dem Erreichen des Wunschgewichts, sondern auch zu Gesundheit
und einem besseren Lebensgefühl. Die Ergebnisse von Marion
Golenia, seinerzeit wissenschaftliche Mitarbeiterin an der Universität Bochum, flossen in unser Motivationsprogramm mit ein.

Das Fünf-Punkte-Programm

Wenn Sie sich selbst dazu motivieren möchten, regelmäßig Sport
zu treiben, beginnen Sie damit im Kopf. Welche positiven Gedan-
ken verbinden Sie mit einem regelmäßigen Training? Bei den Mit-
arbeiterInnen des Stadtwerkekonzerns, die bei der Arbeit viel sitzen müssen, stand beispielsweise der Aspekt der Gesundheitsge-
staltung und -erhaltung im Vordergrund ihrer Zielsetzungen.

MOTIVATION UND GEFÜHLE

Unter Motivation (lat. motus: Bewegung) ver-
stehen Psychologen die Bereitschaft eines
Menschen, in einer konkreten Situation eine
bestimmte Handlung mit einer bestimmten
Intensität auszuführen. Diese Bereitschaft wiederum wird durch unsere Gefühle gesteuert:
Je besser wir uns also zum Beispiel beim Walken oder Joggen fühlen, desto höher ist die
Chance, dass wir das wiederholen. Je schlechter es uns dabei geht, desto eher hängen wir
die Laufschuhe an den Nagel.

Damit Sie es leichter haben, Ihren bisherigen Lebensstil zu ändern, folgen Sie einfach unserem Fünf-Punkte-Programm:

1 Treffen Sie eine eindeutige Zielentscheidung wie »Ich will wie-
der fitter werden«, »Ich will endlich erfolgreich abnehmen« oder
»Ich will mehr für meine Gesundheit tun«. Bleiben Sie realistisch:
Überforderungen machen die besten Vorsätze schnell zunichte.

2 Planen Sie Ihre Sporttermine genauso fest ein wie beispielsweise einen Arzttermin. Wenn Sie einen Termin einmal nicht wahr-
nehmen können, planen Sie gleich die nächste Sporteinheit.

3 Gewinnen kommt von Beginnen: Legen Sie los!

4 Kontrollieren Sie Ihre Fortschritte: Führen Sie ein Trainings-
tagebuch, in dem Sie Ihre Sporteinheiten eintragen.

5 Lassen Sie sich Zeit. Kein Mensch wird von heute auf morgen
fit. Wenn Sie regelmäßig trainieren, lassen sich aber bereits nach
drei Monaten schöne Fortschritte feststellen.

Was uns so alles abhält ...

Es gibt viele einleuchtende Gründe, um sportlich aktiv zu sein –
und genauso viele, um es sich mit seinem inneren Schweinehund
auf dem Sofa gemütlich zu machen. Besonders nach einem langen
Arbeitstag fällt es manchmal sehr schwer, sich noch einmal zu
einem Spaziergang, einem Waldlauf oder einem Workout aufzu-
raffen. Zum einen ist man erschöpft, zum anderen stehen jetzt bei
den meisten Menschen auch noch ein paar andere Dinge auf der
Tagesordnung: einkaufen, Freunde treffen, telefonieren, Kino oder
Volkshochschule sind dann wichtiger als der Sport. Nicht zuletzt
gibt es den Partner, die Kinder, den Haushalt oder Hobbys. Insbesondere Familie oder Partner können sich als Hemmschuh erwei-
sen, da der gewohnte Tagesrhythmus durch den Sport eine kleine,
vielleicht ungemütliche Wendung erfährt.

Der schlimmste Gegner sind Sie allerdings selbst. Wie viele sportliche Vorhaben scheiterten bereits an dem Hadern zwischen »Soll
ich jetzt – oder nicht?«. Oft ist es auch draußen entweder zu heiß,
zu kalt oder zu nass. Es wird zu früh dunkel, oder das Wetter ist so
trübe, dass einem die Lust am Laufen einfach vergeht ... Sie sehen,
es gibt viele Gründe, den Sport einfach zu lassen.

So kommen Sie leichter in die Gänge

… und geben Ihrem inneren Schweinehund keine Chance:

> Stellen Sie Ihr Ziel in den Vordergrund. Machen Sie sich klar, wie gut Ihnen Sport tut und wie wohl Sie sich nach einem Work-out oder einer Runde auf dem Fahrrad fühlen.

> Tragen Sie die Termine für Ihr Ausdauertraining und für Ihren Workout in den Terminkalender ein, und passen Sie sie in Ihren Tagesrhythmus ein. Versuchen Sie dabei, unsere Empfehlungen zum Biorhythmus (ab Seite 39) mit einzubeziehen. Sie werden sehen, dann fällt Ihnen die Entscheidung noch leichter. Ihre Trainingstermine sollten zur festen Gewohnheit werden!

> Verschaffen Sie sich Abwechslung, damit es nicht langweilig wird: mal Walken oder Biken, mal Joggen oder Skaten.

> Machen Sie sich den Sport so leicht wie möglich: Es sollte keine Mühe machen, Ihre Walking-, Jogging- oder Fahrradstrecke oder das Schwimmbad zu erreichen.

> Bauen Sie sich Brücken. Packen Sie die Sporttasche ein, wenn Sie unterwegs sind. Stellen Sie die Sportschuhe griffbereit in die Diele. Führen Sie ein Trainingstagebuch – und belohnen Sie sich: ein neues Shirt fürs Laufen, eine köstliche Insulin-Trennkost-Mahlzeit nach dem Workout, eine besonders schöne neue Strecke zum Laufen. So lernen Sie, sich auf Ihr Training zu freuen.

> Trainieren Sie mit dem Partner oder mit Gleichgesinnten in der Gruppe, wenn Ihnen das mehr zusagt.

> Überfordern Sie sich nicht!

> Versuchen Sie, Ihre wöchentlichen Sporttermine in den ersten drei Monaten konsequent einzuhalten. So wird für Ihr Unterbewusstsein aus einem »Pflichttermin« eine Gewohnheit. Planen Sie Rückschläge mit ein, und halten Sie weiter an Ihren Terminen fest.

> Lernen Sie Ihren Schweinehund kennen und was er Ihnen einzuflüstern versucht. Überlisten Sie ihn schon im Vorfeld, indem Sie sich mit jemandem zum Sport verabreden oder einen Workout planen, der bei schlechtem Wetter auch dahiem funktioniert.

> Hängen Sie sich den Spruch »Ich will fit sein und schaffe das« an den Badezimmerspiegel oder den Kühlschrank. Halten Sie sich Ihr Ziel so immer vor Augen.

GU-ERFOLGSTIPP

DAS ZIEL FÜHLEN

Wenn Ihre Motivation schwächelt, dann machen Sie eine kleine Übung. Entspannen Sie sich und fragen Sie sich: Wie wäre es denn, einen fitten, schlanken, straffen Körper zu haben? Stellen Sie es sich genau vor, drehen Sie einen inneren Film: Wo sind Sie? Welche Kleidung tragen Sie? Wie fühlen Sie sich in diesem Körper, in der Bewegung? Leicht, lebendig, stark, frei? Machen Sie Ihrem inneren Schweinehund klar, wie wichtig Ihnen dieses Gefühl ist.

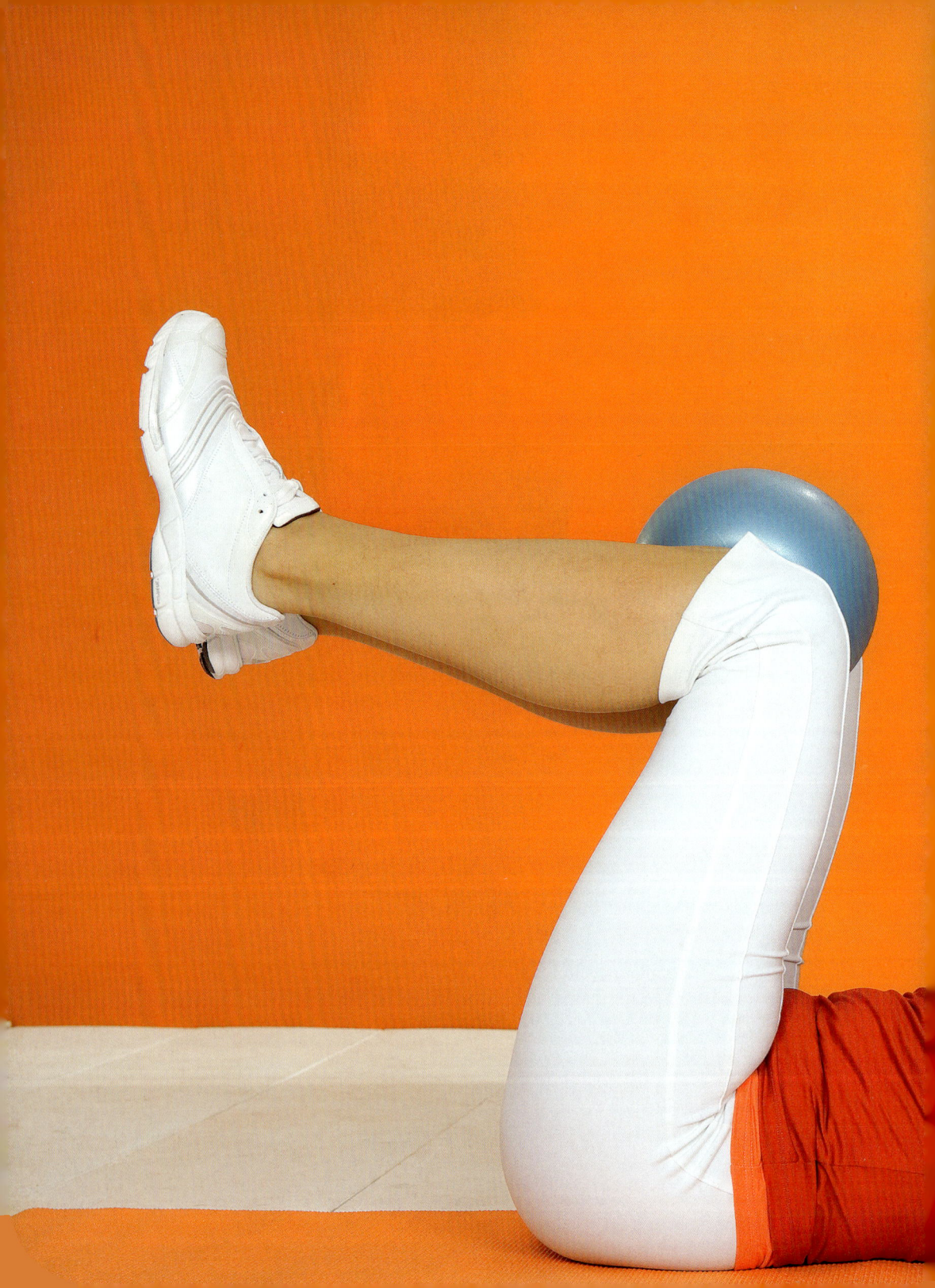

PROGRAMME FÜR JEDEN TYP

Ausdauer- und Krafttraining machen die Fettverbrennung zur Turbo-Angelegenheit. Die Programme sind einfach, effizient und auf Ihre Bedürfnisse zugeschnitten.

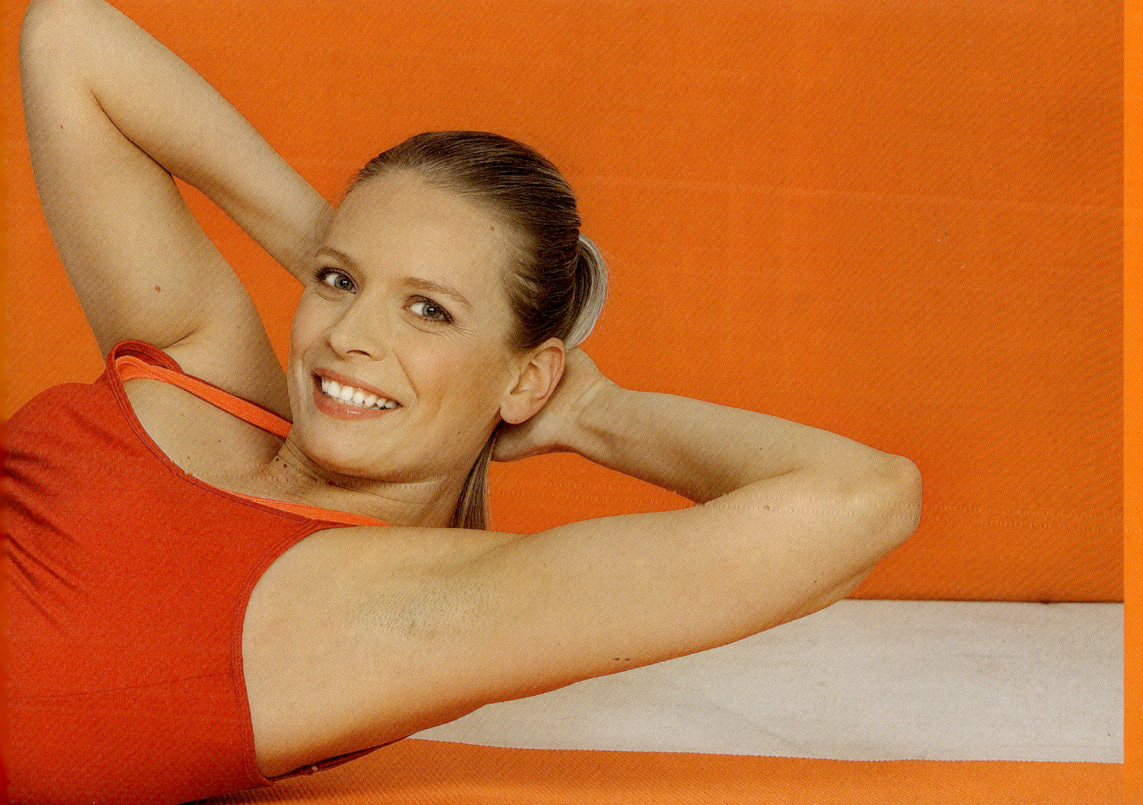

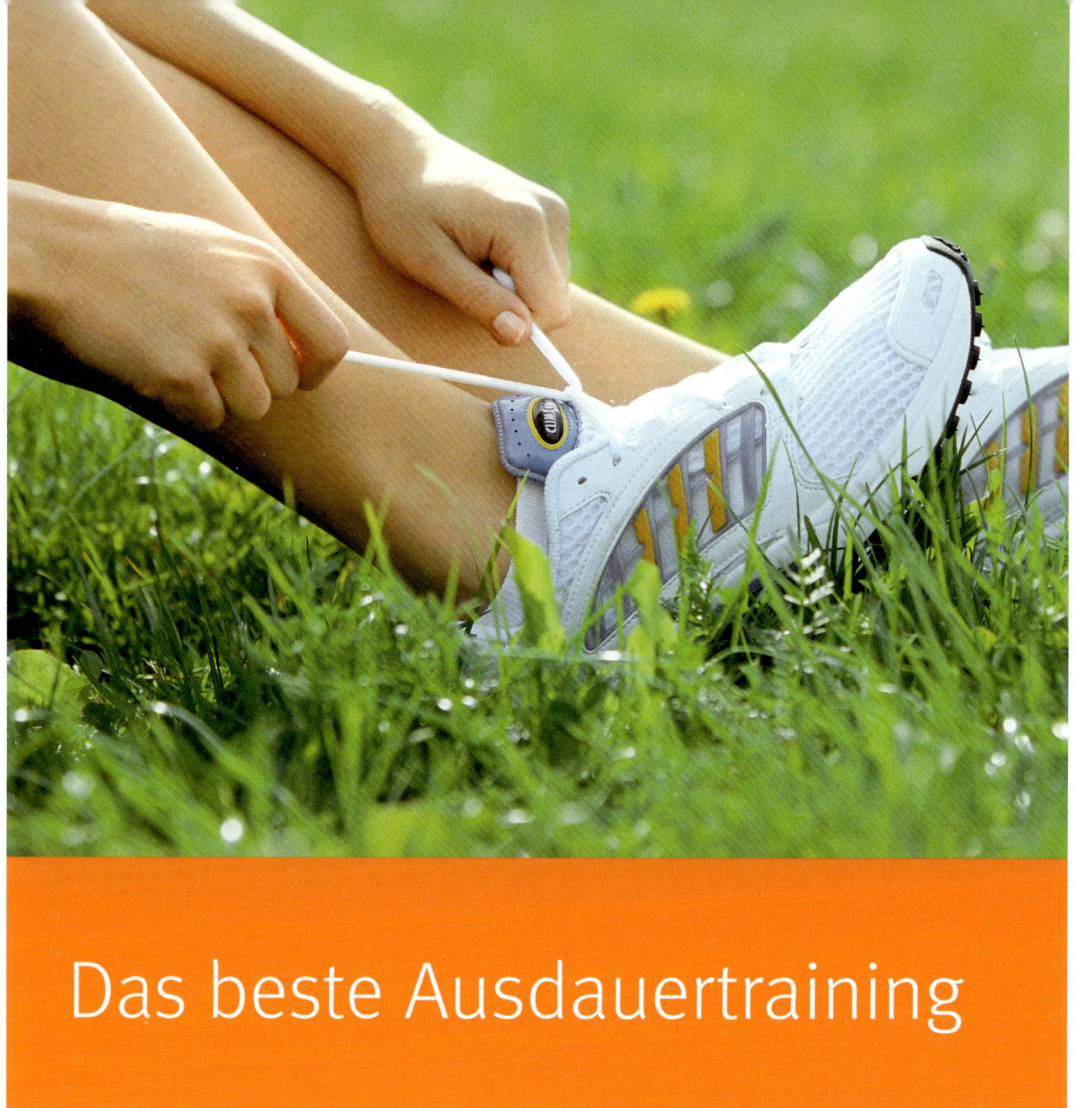

Das beste Ausdauertraining

Mit System geht alles leichter. Das gilt ganz allgemein für den Sport und im Besonderen für unser Ausdauertraining. So stellen sich hier Erfolge besonders schnell und spürbar ein. Da Ihr Herz-Kreislauf-System sofort auf Bewegung anspricht, können Sie Ihr Training von Anfang an richtig planen. Wichtig dabei ist ein auf Sie zugeschnittenes Programm – und Durchhaltevermögen! Bedenken Sie bei der Auswahl Ihres Fitnessprogramms, dass Sie hier eine langfristige und ernsthafte Beziehung anbahnen.

Schnell geht gar nichts!

Beim Abnehmen setzen viele Menschen nur auf einen schnellen und dann leider kurzfristigen Erfolg. Mit Sport und einer Ernährungsumstellung abzunehmen ist jedoch ein Langzeitprojekt, mit dem Sie aber auf der sicheren Seite sind. Das ist nur logisch: Was Sie über Monate oder Jahre zugenommen haben, lässt sich nicht in Kürze aus der Welt schaffen (so angenehm es auch wäre).

Für Einsteiger: locker und mit System!

Planen Sie eine zwei- bis dreimonatige Einstiegsphase. In den ersten drei bis vier Wochen konzentrieren Sie sich auf nur ein Trainingsziel: mehr Bewegung, wo und wann immer es geht. Dabei müssen nicht gleich die Pfunde purzeln – die Waage kommt erst mal weg. Gehen Sie stattdessen hinaus in die Natur, nehmen Sie sich mehr Zeit für Haus- oder Gartenarbeit, eine gründliche Autopflege oder Handwerkertätigkeiten, und gewöhnen Sie sich vor allem an ein einfaches Übungsprogramm (wie ab Seite 81 und 85). Kurzum: Gönnen Sie sich mehr Auslauf. Mit diesem Vortraining schaffen Sie einen lockeren Einstieg in unsere Programme, mit denen Sie allmählich und sicher abnehmen.

Für einen leichten Einstieg in ein Ausdauertraining, der schnell etwas bringt, sollten Sie an mindestens fünf Wochentagen jeweils etwa 15 Minuten etwas tun. Wenn Sie noch nie oder lange Zeit keinen Sport mehr getrieben haben, orientieren Sie sich an der linken Bewegungspyramide auf Seite 37.

In der ersten Trainingsphase geht es vor allem darum, Ihr Herz-Kreislauf-System und Ihren Stoffwechsel durch zügiges Gehen, Radeln, Schwimmen auf Touren zu bringen. So gewöhnt sich Ihr Körper an regelmäßige Belastungen. Suchen Sie sich Sportarten aus, die Ihnen leichtfallen. Gehen Sie es vom Tempo her so an, dass Sie rascher atmen und merken, wie Ihr Herz schneller schlägt. Sie können ruhig etwas ins Schwitzen geraten.

Mit einem Sprint zur Bushaltestelle ist jedoch nichts gewonnen. Nur eine mäßig starke und gleichmäßige Belastung bringt etwas. In dieser Phase trainieren Sie noch nicht streng nach Trainingspuls (Seite 30). Fühlen Sie aber ruhig hin und wieder Ihren Puls.

WICHTIG: KEINE CRASHMETHODEN

Vergessen Sie alle im Fernsehen und in einschlägigen Magazinen angepriesenen Sportangebote, die Sie in Windeseile fit machen sollen. Sie sind genauso zum Scheitern verurteilt wie eine »Crashdiät«. Tatsächlich richten beide auf Dauer mehr Schaden an, als sie Ihnen helfen.

So bekommen Sie ein besseres Gefühl für die Belastung. Die Werte können ruhig etwas unterhalb Ihres Trainingspulses liegen, sollten ihn aber auf keinen Fall überschreiten.

Mit sanftem Intervalltraining geht es leichter

Falls Sie bereits jetzt mit Pulsuhr trainieren möchten, sollten Sie in den letzten vier Wochen der Einstiegsphase ein sanftes Intervalltraining durchführen. Dabei wechseln Belastungsphasen gleichmäßig mit Erholungsphasen ab. Nach und nach sparen Sie dann die Erholungsphasen ein, sodass Sie Ihr Training ohne Pause durchführen. Die Belastungsphasen sollten sich nur im Bereich des Trainingspulses (und minus 10 Schläge) abspielen. Wie Sie Ihren Trainingspuls berechnen, steht auf Seite 30.

Beispiel: Bei einem Trainingspuls (TP) von 135 sollte sich Ihr Puls unter Belastung bei 125 bis 135 Schlägen einpendeln. In den aktiven Erholungsphasen (AE) drosseln Sie das Tempo, sodass Ihr Puls etwas absinkt und nun etwa 15 bis maximal 25 Schläge unterhalb Ihres Trainingspulses liegt (im Beispiel 110 bis 120).

Dieses Intervallprinzip gilt für alle Ausdauersportarten. Wenn Sie das Anfänger-Trainingsziel locker absolvieren (siehe Kasten), können Sie auf das Fortgeschrittenenprogramm (Seite 66) umsteigen.

TIPP: Physiologisch optimales Training
Ein Intervalltraining ist optimal auf die menschliche Physiologie und Biologie abgestimmt. Die Belastungen sind abwechslungsreich und finden in einem bestimmten Rhythmus statt. Nutzen Sie diese Variationsmöglichkeiten – allerdings immer kontrolliert und in Maßen.

Intervalltraining für Anfänger

Woche 1	Woche 2	Woche 3	Woche 4
3 Min. Warm-up	3 Min. Warm-up	3 Min. Warm-up	3 Min. Warm-up
3 Min. TP	4 Min. TP	9 Min. TP	12 Min. TP
3 Min. AE	2 Min. AE	3 Min. Cool-down	3 Min. Cool-down
3 Min. TP	4 Min. TP		
3 Min. Cool-down	2 Min. Cool-down		

TP = Trainingspuls
AE = aktive Erholungsphase

BMI über 30? Training light!

Mit einem BMI ab 30 scheint das Thema Sport kaum machbar. Doch gerade Menschen, die schwerer an ihrem Gewicht tragen als andere, sollten versuchen, nicht nur über eine Ernährungssteuerung abzunehmen. Bewegung ist – neben der Insulin-Trennkost – ein wertvoller Helfer, sofern Sie ein paar Spielregeln beherzigen.

Lassen Sie es langsam angehen

Ganz wichtig: Bleiben Sie vor allem in der Anfangsphase im Rahmen Ihrer Möglichkeiten. Denn das Übergewicht macht Ihren Gelenken bei jeder Bewegung schon genug zu schaffen. Und Ihr Puls geht schnell nach oben, weil die für Ihre Gewichtsklasse leider typischen hohen Insulinspiegel Ihren Stressnerv (Sympathikus) anregen und im Herz-Kreislauf-System die Reaktionsbereitschaft auf das Stresshormon Adrenalin erhöhen. Nahezu jeder stark Übergewichtige hat schon in Ruhe 10 Pulsschläge pro Minute mehr (zum Beispiel 80 statt 70). Ihr Herz muss also pro Tag 14 400 Schläge mehr schaffen als bei einem Normalgewichtigen. Mit der Insulin-Trennkost und unserem Bewegungsprogramm können Sie diesen Stress schon bald vergessen!

... aber bleiben Sie dran!

Geben Sie sich und Ihrem Körper ein paar Wochen Anlaufzeit, bis Sie sich auf höhere Belastungen einstellen. Aber bleiben Sie am Ball und lassen Sie keinen Spaziergang und keine Schwimmeinheit aus, die Sie sich vorgenommen haben. Je länger Sie auf Bewegung und Sport verzichtet haben und je mehr Geburtstage Sie bereits hinter sich haben, desto wichtiger ist ein sanfter Einstieg. Mit Regelmäßigkeit und kleinen Einheiten erreichen Sie jedoch bereits sehr viel und fühlen sich schon nach kurzer Zeit besser.

Gelenke aktiv schonen

Suchen Sie sich zunächst sportliche Aktivitäten aus, die Ihre Gelenke nicht übermäßig belasten. Fahrradfahren ist für das Ausdauertraining ideal. Ein Großteil des Körpers wird dabei vom Sattel gestützt, und die Gelenkbelastungen sind daher geringer. Mit

---

BMI: DER BODY-MASS-INDEX

Der BMI ist ein anerkannter Maßstab für Übergewicht. So berechnen Sie ihn:
BMI = Gewicht (kg) : Körpergröße im Quadrat (m²). Wenn Sie beispielsweise 80 kg wiegen und 1,70 m groß sind, beträgt Ihr BMI 80 : 1,7 : 1,7 = 27,7. Ab einem BMI von 25 gilt man als übergewichtig, ab 30 leidet man unter Fettsucht oder Adipositas. Allerdings sagt der BMI nichts Konkretes über die Fett-Muskel-Verteilung aus.

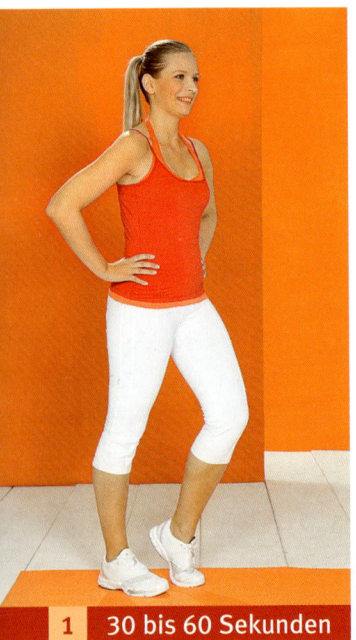

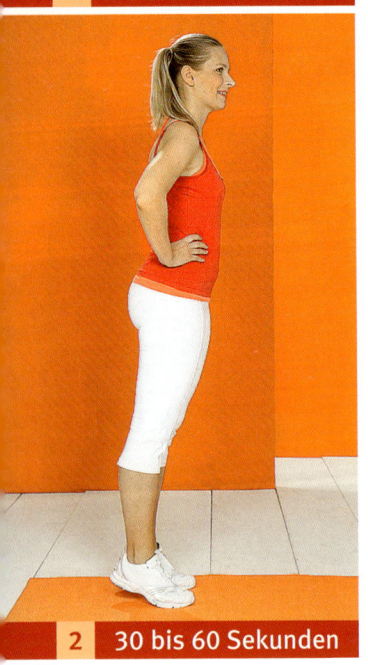

einem Hometrainer – brauchbare Geräte gibt es heute schon recht günstig – können Sie Ihr Training bei jedem Wetter durchführen. So kommen Sie auf jeden Fall auf Ihr Bewegungssoll.

Wenn Sie gerne im Wasser sind und ein Schwimmbad in Ihrer Nähe ist, besorgen Sie sich eine Jahreskarte. Moderne Bäder bieten neben angenehmen Wassertemperaturen oft ein ausgefeiltes Sportangebot. Hier können Sie allein oder in der Gruppe beim Schwimmen, Aquajogging oder auch bei intensiverer Wassergymnastik Ihr Herz-Kreislauf-System stärken, den Stoffwechsel ankurbeln und Kalorien verbrennen. Und das Ganze bei optimaler Gelenkentlastung, für die der günstige Auftrieb des Wassers sorgt.

Übungen für die Gelenke

Unterstützen Sie Ihre Gelenke auch zwischendurch immer wieder durch gymnastische Übungen, die Ihnen gerade beim Start in das Bewegungsprogramm helfen werden:

1 › So stabilisieren Sie Ihre Fußgelenke: Im Stehen drücken Sie sich mehrfach hoch auf die Zehenspitzen.

2 › Versuchen Sie im Stehen, Ihre Füße wie auf einem Stempelkissen immer wieder vom Fußballen bis zur Ferse und zurück abzurollen und dabei die Balance zu halten.

› Übungen im »Einbeinstand« (Seite 76) schulen Ihr Gleichgewicht und Ihre Fähigkeit, die Fuß-, Knie- und Hüftgelenke gleichmäßig zu belasten. Dabei können Sie sich bei Bedarf auch seitlich an einem Tisch abstützen.

Tipps für Ihr Ausdauertraining

Es kann passieren, dass Ihr Puls bei einer Ausdauerbelastung recht früh nach oben geht – möglicherweise schon nach ein paar Minuten. Das ist kein Problem, solange Sie es schaffen, Ihren Herzschlag schnell wieder zu normalisieren. Drosseln Sie einfach das Tempo. Gut geeignet sind dazu leichte Intervallprogramme, in die regelmäßige Erholungsphasen eingebaut sind (Seite 62). Nach und nach stellt sich Ihr Herz-Kreislauf-System auf die regelmäßige Anforderung ein.

Ein durch die Insulin-Trennkost gesenkter Insulinspiegel wirkt zusätzlich pulsberuhigend.

Achten Sie darauf, dass Sie sich nach Ihren Bewegungseinheiten wohlfühlen. Eine angenehme Müdigkeit ist in Ordnung, nicht aber Stress, Unruhe, Übelkeit oder gar Schmerzen.

Ausdauertraining bei zu hohem Blutdruck

Es ist kein Geheimnis, dass mit zunehmendem Übergewicht auch die Gefahr von Begleiterkrankungen zunimmt. Das gilt vor allem für das Herz-Kreislauf-System, was sich besonders häufig mit hohem Blutdruck bemerkbar macht.

Wer unter Bluthochdruck oder anderen Erkrankungen leidet, sollte grundsätzlich sein Training mit dem Arzt abstimmen. Das erhöht Ihre Sicherheit und verbessert das Teamwork zwischen Ihnen und Ihrem Arzt!

Wenn Sie sich beim Ausdauertraining in den von uns empfohlenen Belastungsbereichen bewegen, sollte das kein Problem sein, zumal sich ein Ausdauertraining auf Dauer (in aller Regel) blutdrucksenkend auswirkt und nicht selten auch entsprechende Medikamente reduziert oder sogar abgesetzt werden können.

TIPP: Nur mit Pulsuhr
Berechnen Sie Ihren idealen Trainingspuls (Seite 30) und halten Sie sich mithilfe einer Pulsuhr daran – insbesondere wenn Sie zu Bluthochdruck neigen. Stimmen Sie sich dabei auch mit Ihrem Arzt ab, vor allem wenn Sie Medikamente (etwa Betablocker) nehmen. Auf Ihre Werte programmiert, warnt die Uhr Sie mit einem Piepston vor Überlastung. Zuverlässige Pulsuhren gibt es bereits für unter 50 Euro.

GU-ERFOLGSTIPP   MEHRMALS TÄGLICH BEWEGEN BEI BLUTHOCHDRUCK UND DIABETES

Mehrmals täglich zehn Minuten lang zügig um den Block zu walken kann den Blutdruck mehr senken als ein längerer Spaziergang. Zu diesem Schluss kamen US-amerikanische Forscher in einer Studie. Tatsächlich hielt die blutdrucksenkende Wirkung bei mehreren über den Tag verteilten Aktivitäten länger an als beim Spaziergang.

Ähnliches gilt offenbar auch für Menschen mit Diabetes. Die Studie einer skandinavischen Forschergruppe kommt zu dem Schluss, dass mehrmalige, kurze zehnminütige Aktivitäten für Diabetiker besonders empfehlenswert sind. Sie wirkten sich auf den Blutzuckerspiegel und die Glukosetoleranz günstiger aus als ein zusammenhängendes Bewegungsprogramm der gleichen Gesamtdauer.

Für Fortgeschrittene: Sport macht Spaß!

Wer bereits seine Ausdauersportart gefunden hat und regelmäßig walkt, läuft, radelt oder schwimmt, kann sich mit unserem Programm noch verbessern. Grundlage ist auch hier die Bewegungspyramide (Seite 37). Auf dem Plan stehen dreimal etwa 30 Minuten fettstoffwechselbetontes Ausdauertraining pro Woche. Das Training erfolgt pulskontrolliert (Seite 30). Dadurch wird der Fettstoffwechsel optimal angesprochen.

Mit Intervalltraining immer fitter

Falls Sie Ihr Programm auf dem Einsteigerplan (Seite 61) aufbauend gestalten möchten, bietet sich auch hier ein leichtes Intervalltraining an. Nach einem Monat sind Sie so weit, Ihr Training ohne Erholungspausen durchzuführen.

Wenn Sie in diesem Rahmen trainieren, können Sie schon nach wenigen Wochen mindestens eine halbe Stunde lang Sport treiben, ohne dass Ihr Puls den Optimalbereich überschreitet. Gerne

TIPP: »Weekend-Warrior«

Neue Studien der Universität Saarbrücken weisen darauf hin, dass auch Wochenendsportler gute Trainingseffekte erzielen, sofern sie ihr Pensum am Samstag und Sonntag entsprechend ausdehnen. Wenn Sie also mal während der Woche nicht genug trainieren können, hilft auch ein »Nacharbeiten« am Wochenende.

Intervalltraining für Fortgeschrittene

Woche 1	Woche 2	Woche 3	Woche 4
3 Min. Warm-up	3 Min. Warm-up	3 Min. Warm-up	3 Min. Warm-up
6 Min. TP	7 Min. TP	10 Min. TP	24 Min. TP
3 Min. AE	2 Min. AE	3 Min. AE	3 Min. Cool-down
6 Min. TP	7 Min. TP	10 Min. TP	
3 Min. AE	2 Min. AE	4 Min. Cool-down	
6 Min. TP	7 Min. TP		TP = Trainingspuls
3 Min. Cool-down	2 Min. Cool-down		AE = aktive Erholungsphase

können Sie die Trainingsdauer allmählich ausdehnen, was den Trainingseffekt verbessert und den Kalorienverbrauch erhöht. Trainieren Sie einfach jede Woche fünf Minuten länger.

Für Trainierte: ordentlich Power!

Gut Ausdauertrainierte können ihr Pensum auf eine Stunde und mehr erweitern und mit der Belastungsintensität spielen. Auch hier lässt sich ein Intervallprogramm wirkungsvoll als Variante zum Dauertraining mit konstanter Pulsfrequenz einsetzen.

Mit Intervalltraining die Leistung weiter steigern

Sie können es einmal wöchentlich in Ihr Trainingspensum einbauen und mit erhöhter Intensität durchführen.

Dabei gestalten Sie die Belastungsphasen so, dass der Trainingspuls kurzzeitig um etwa zehn Schläge überschritten wird. In der Erholungsphase danach fahren Sie die Belastung wieder herunter, sodass der Puls wieder etwas unter den Trainingspuls abfällt.

Dieses Wechselspiel ergibt ein Intensivtraining mit besonders gutem Trainingseffekt und einem erhöhten Kalorienverbrauch. Letzterer kommt zustande, weil die höhere Trainingsbelastung mit einem stundenlang anhaltenden »Nachbrenneffekt« einhergeht. Dabei holt sich der Körper verstärkt Energie aus den Fettdepots.

TIPP: Endspurt

Trainierte ohne gesundheitliche Einschränkungen können hin und wieder die Belastung zum Trainingsende steigern und sich in den letzten 5 bis 10 Minuten auspowern. Das erhöht den Kalorienverbrauch sowohl während der Aktivität als auch in der anschließenden Erholungsphase (»Nachbrenneffekt«).

Intervalltraining für Trainierte

Einmal pro Woche 30 Minuten

3 Min.	Warm-up
5 Min.	TP
3 Min.	TP plus ca. 10 Schläge
5 Min.	TP minus ca. 10 Schläge
3 Min.	TP plus ca. 10 Schläge
5 Min.	TP minus ca. 10 Schläge
3 Min.	TP plus ca. 10 Schläge
3 Min.	AE, Cool-down

TP = Trainingspuls
AE = aktive Erholungsphase

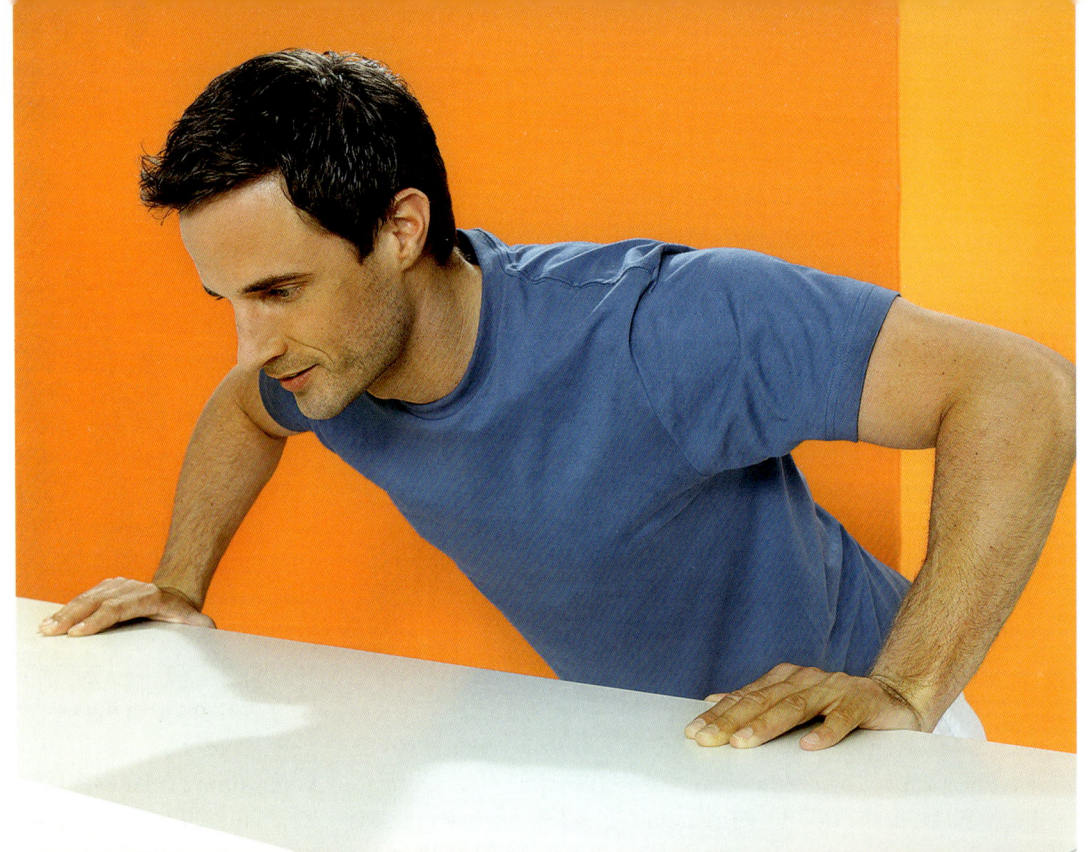

Wichtige Regeln fürs Krafttraining

Wenn Sie rundum fit werden möchten, brauchen die Muskeln auch ein gezielt kräftigendes Training, sollten also anders als beim Ausdauertraining angesprochen werden. Muskeln, die durch Krafttraining wachsen, verbrennen nicht nur noch mehr Fett, sondern straffen und formen gleichzeitig Ihren Körper. Richtig fit und eine gute Figur macht nur die Erfolgskombination aus Ausdauer- und Kräftigungstraining. Hier folgen die wichtigsten Regeln für Ihr Muskeltraining (siehe auch ab Seite 33).

So trainieren Sie richtig

An einer sauberen Technik führt bei der Übungsdurchführung kein Weg vorbei. Qualität hat immer Vorrang vor Quantität, das heißt: Dutzende von Wiederholungen bringen gar nichts, wenn die Bewegung nicht richtig durchgeführt wird.

Mit Schwung- und Ausweichbewegungen können Sie zwar mehr Wiederholungen schaffen, was eine Verbesserung vortäuscht. Einen echten Trainingseffekt bringt dieser falsche Ehrgeiz jedoch nicht. Im Gegenteil, denn die Gelenke, Sehnen und Bänder leiden unter den unnötig hohen Belastungen, was die Verletzungsgefahr stark erhöht.

Auf das Tempo achten!

Wenn Ihr Krafttraining gesundheitsförderlich sein soll, bremsen Sie sich. Zu schnelle Bewegungen erhöhen die Gefahr, mit zu viel Schwung zu üben, wodurch die auf das Gelenk einwirkenden Kräfte überproportional ansteigen. Führen Sie eine Bewegung allerdings zu langsam durch, wird mehr gehalten als bewegt. Das belastet die Gelenke ebenfalls ungünstig und lässt außerdem den Blutdruck steigen. In der Praxis hat sich ein kontrolliert-dynamisches Übungstempo bewährt:

Eine Wiederholung dauert – je nach Bewegungsweite der Übung – etwa zwei bis drei Sekunden. Die sogenannte überwindende Phase (in der sich die Muskeln verkürzen) dauert dabei etwa genauso lange wie die nachgebende Phase (in der die Muskeln gegen ihre Spannung gedehnt werden). In den Umkehrpunkten sollten Sie die Bewegung ganz kurz halten und stabilisieren, ehe Sie sie in die umgekehrte Richtung durchführen.

Konzentriert üben!

Horchen Sie beim Training auf Ihren Körper und insbesondere auf die Muskelgruppen, die Sie gerade trainieren. Nach einer gewissen Zeit lernen Sie, Ihren Belastungsgrad richtig einzuschätzen, und bekommen ein gutes Gefühl dafür, was Ihrem Körper guttut und was nicht. Je besser Sie sich auf den jeweiligen Muskel konzentrieren, desto mehr steigern Sie auch die Übungsqualität:

TIPP: Keine Frage des Alters
Krafttraining ist keineswegs nur etwas für Jüngere. Die Muskulatur ist bis ins hohe Alter gut trainierbar (Seite 23). Wichtig: Eine korrekte, gelenkschonende Bewegungstechnik ist für alle Altersklassen gleichermaßen bedeutsam.

Denn je deutlicher die Muskelspannung in der Zielmuskulatur ankommt, desto besser entwickelt sich diese auch.

Die Körpermitte stabilisieren

Nutzen Sie jede Übung auch im Sinne eines »Core-Trainings«: Indem Sie Ihre Rumpfmuskulatur gezielt anspannen, stabilisieren Sie Ihr Becken und schützen auf diese Weise Ihre Wirbelsäule. Wenn Sie Ihr Zentrum (engl. core: Innerstes, Kern) kontrollieren und auftrainieren, haben Sie drei Vorteile: einen besseren Trainingseffekt, geschonte Bandscheiben und einen erhöhten Kalorienverbrauch, da mehr Muskeln im Einsatz sind.

Bewegungsmöglichkeiten ausschöpfen

Führen Sie den Bewegungsablauf bei jeder Übung so weit aus, wie es Ihnen ohne Ausweichbewegungen möglich ist (physiologische Bewegungsamplitude). Trainieren Sie aber nicht bis zum »Gelenkanschlag«, und halten Sie Ihre Muskulatur stets unter Spannung. Bei den Liegestützübungen (Seite 88, 98 und 101) bedeutet das zum Beispiel, dass Sie Ihre Ellbogengelenke nicht durch- oder gar überstrecken.

Atmen Sie gleichmäßig

Passen Sie alle Übungen Ihrem Atemrhythmus an – nicht umgekehrt! Die jeweils anstrengendste Übungsphase (meist in der überwindenden Phase) sollte dabei möglichst mit dem Ausatmen einhergehen. Bei Übungen mit ausgeprägten Halteelementen (zum Beispiel auf Seite 81 unten, 83, 88, 95) sollten Sie ganz bewusst darauf achten, dass Sie nicht die Luft anhalten, sondern normal weiteratmen.

Anstrengung bringt etwas

Wenn Ihre Muskeln wachsen sollen, müssen Sie ihnen dies signalisieren: Ihre Muskelzellen können Sie durch immer wieder höhere Belastungsreize »motivieren«. So erkennt ein Muskel gewissermaßen, dass er zu schwach ist, und passt sich an. Beim nächsten Training ist er dann schon besser in Form.

TIPP: Tiefe Muskeln aktivieren
Ziehen Sie mit der Muskelanspannung die Bauchdecke etwas nach innen (Orientierungspunkt: Bauchnabel). Dies aktiviert tief liegende Muskelschichten – insbesondere die quere Bauchmuskulatur –, die der Lendenwirbelsäule Halt geben. Achten Sie dabei weiter auf eine gleichmäßige Atmung!

Die Belastung hängt dabei immer von Trainingszustand und -phase ab (siehe Tabelle Seite 35): So macht es wenig Sinn, die Wiederholungszahl einer Übung immer weiter zu erhöhen. Im Fitnessbereich ist das besonders häufig beim Bauchmuskeltraining zu beobachten. Dabei bringt es dem Muskel auf Dauer gar nichts. Um ihn angemessen zu fordern, ist es wesentlich wirkungsvoller, nach einer gewissen Zeit auf eine schwierigere Übung oder eine anstrengendere Übungsvariante umzusteigen.

Belastung und Entlastung

Ein Muskel baut sich nicht beim Trainieren auf. Erst danach in der Erholungsphase, insbesondere nachts, tut sich etwas. Wer täglich trainiert, erreicht deshalb weniger und im Extremfall gar nichts. Deshalb sollte nach jeder intensiven Übungseinheit mindestens ein Tag Pause liegen.

Wer trotzdem täglich trainieren möchte, sollte sich auf bestimmte Muskelgruppen beschränken und am nächsten Tag dann andere wählen (»Split-Training«). Optimal ist ein zwei- bis dreimaliges über die Woche verteiltes Training.

Das Training variabel gestalten

Ihre Muskulatur wird sich schnell an die neuen Belastungen gewöhnen. Wenn Sie die Aufgabenstellung nicht regelmäßig ändern, stagniert der Muskelaufbau. Wollen Sie aber rundum fit werden, dann sollten Sie Ihre Übungen häufiger abwandeln, etwas Neues ausprobieren oder die Muskeln mithilfe einfacher Trainingsgeräte neu fordern. So vermeiden Sie Langeweile und Stillstand.

Erholungspausen einhalten

Den Regenerations- und Muskelaufbauprozess fördern Sie, indem Sie sich nach dem Training ausruhen und sich nachts genügend Schlaf gönnen. Ein tiefer, ungestörter Schlaf ist wichtig, weil in der Tiefschlafphase vermehrt Wachstumshormon ausgeschüttet wird. In Kombination mit einer angepassten Ernährung im Rahmen der Insulin-Trennkost (Seite 112) ist diese Ruhephase entscheidend für die Qualität des Muskelaufbaus.

GU-ERFOLGSTIPP

DEN OBERKÖRPER TRAINIEREN

Wer viel Gewicht mit sich herumträgt, hat in aller Regel kräftig entwickelte Beinmuskeln. Um Muskelmasse aufzubauen, sollten Sie sich eher dem Oberkörper widmen: den oft chronisch unterforderten Bauch-, Schulter- und Armmuskeln. Diese sprechen besonders gut auf Krafttraining an, sodass Sie hier schon bald mehr Muskelmasse haben, die aktiv Fett verbrennt.

Krafttraining mit BMI über 30

Bei einem größeren Gewichtsplus sollten Sie anfangs beim Krafttraining sanft zu Werke gehen. So senken Sie das Risiko, Sehnen, Bänder und Gelenke zu überlasten. Einsteiger erreichen auch bei mäßig intensiven Belastungen gute Erfolge, wie aktuelle Studien beweisen. Das muss jedoch auf Dauer nicht so bleiben. Wenn keine Begleiterkrankungen wie Bluthochdruck vorliegen, können Sie schon nach etwa drei Monaten intensiver trainieren. In dieser Zeit spricht die Muskulatur gut auf jedes Training an. Unterstützen Sie den Effekt durch etwas anspruchsvollere Übungen.

Krafttraining bei zu hohem Blutdruck

Mit Bluthochdruck sollten Sie beim Krafttraining besonders vorsichtig zu Werke gehen, da sich bei übertriebenem Ehrgeiz und gerade auch bei falscher Atemtechnik unerwünschte Blutdruckspitzen ergeben können. Das sollten Sie natürlich vermeiden.

> Für Hypertoniker (Menschen mit Bluthochdruck) gilt also der Grundsatz, beim Sport und insbesondere beim Krafttraining keinesfalls an ihre Belastungsgrenze zu gehen. Gestalten Sie jede Übungsserie so, dass Sie bei der letzten Wiederholung das Gefühl haben, Sie hätten noch Kraft für mehr.

> Ganz wichtig ist eine gleichmäßige, bewusste Atmung. So laufen Sie nicht Gefahr, in eine »Pressatmung« zu verfallen oder die Luft anzuhalten. Beide Fehler wirken sich äußerst ungünstig auf den Blutdruck aus und erhöhen unnötig das Überlastungsrisiko.

> Beim Training an Kraftmaschinen kann man eine weitere Sicherheitsbarriere einbauen: Sie setzen einfach zwischen den einzelnen Wiederholungen das Gewicht sanft ab, entspannen kurz die Muskeln und fahren dann ohne Schwung (!) mit der nächsten Wiederholung fort. Der Kräftigungseffekt fällt dabei zwar etwas geringer aus. Dafür kann jedoch das Blut in der kurzen Entspannungsphase besser zirkulieren, und das Herz wird entlastet.

Warm-up und Cool-down

Um Verletzungen an Sehnen, Bändern, Muskeln und Gelenken zu vermeiden, sollten Sie Ihren Körper mit einem Warm-up auf die Trainingsbelastung vorbereiten. Das Aufwärmen bringt Herz und Kreislauf auf Touren, und Ihr Körper kommt schön langsam auf »Betriebstemperatur«. Fünf Minuten sind für ein leichtes Aufwärmtraining ideal.

Auch nach dem Training gilt: Nicht einfach abbrechen, sondern langsam ausklingen lassen mit einem Cool-down. So kann sich der Körper von Belastung auf Entspannung einstellen.

Warm-up und Cool-down sind umso wichtiger, je weniger trainingserfahren und je älter Sie sind.

Vor dem Training: Walking auf der Stelle

Übungsziele: Mit dieser Übung bringen Sie Ihren Kreislauf auf Touren. Nach ein paar Minuten sind Sie leistungsbereit für unsere Workouts.

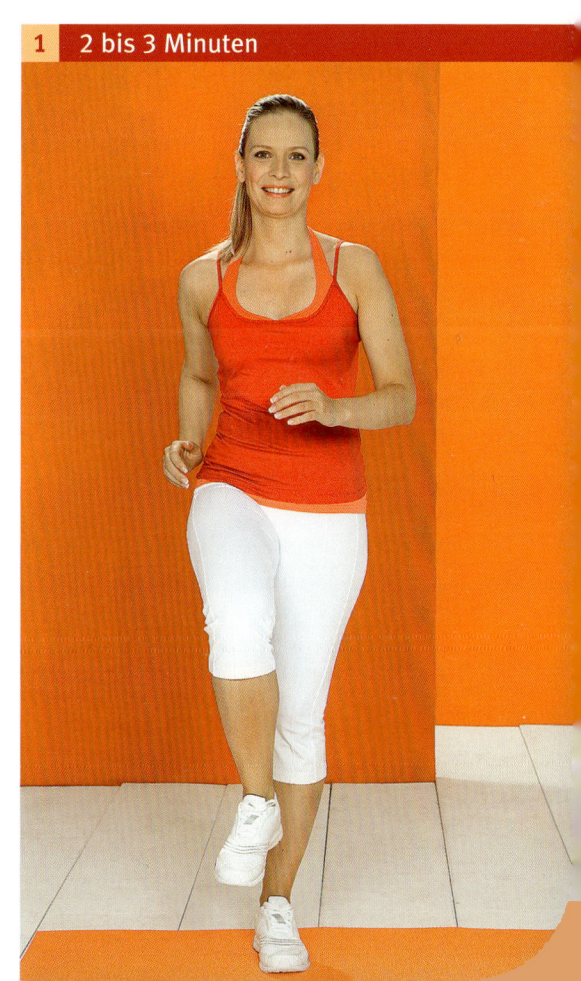

1   2 bis 3 Minuten

› Beginnen Sie, auf der Stelle zu gehen. (Ziehen Sie rutschfeste Schuhe an!)

1 › Gehen Sie zunächst mit kleinen Schritten, und schwingen Sie mit Ihren leicht angewinkelten Armen gegengleich mit. So wird das Walken etwas dynamischer.

› Achten Sie darauf, dass Sie zwischen Fußballen und Ferse gut abrollen.

› Wenn Sie möchten, können Sie das Walken noch verstärken, indem Sie Ihre Knie weiter anheben (»Marching«).

› Walken Sie in aufrechter, kontrollierter Körperhaltung, bis Ihnen gut warm wird.

Führen Sie anschließend Lockerungsübungen und leichte Dehnübungen durch (Seite 78). Danach können Sie mit Ihrem Workout loslegen.

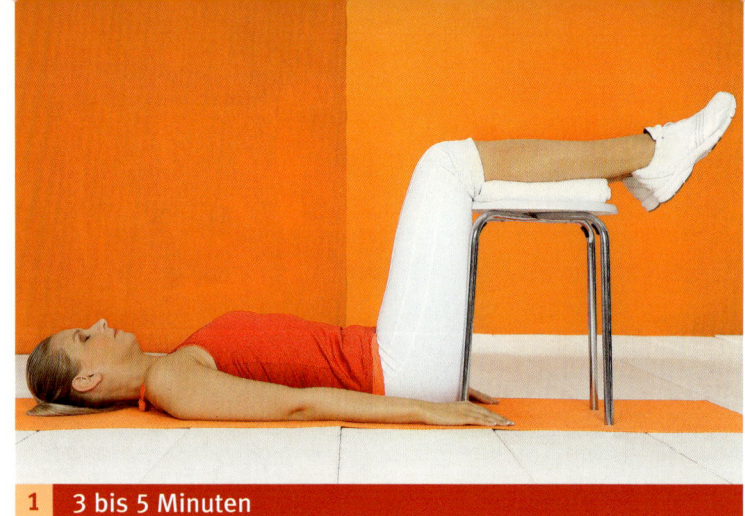

1 3 bis 5 Minuten

Nach dem Training: Stufenlagerung

Übungsziele: In dieser Position werden die Bandscheiben der Lendenwirbelsäule optimal entlastet, und Ihr Körper schaltet um auf Entspannung. Das wirkt nicht nur nach dem Training wohltuend, sondern auch zwischendurch im Laufe des Tages, wenn Sie Ihrem Rücken etwas Gutes tun wollen.

Beenden Sie Ihr Training mit leichten Lockerungs- und Dehnübungen (Seite 78), und gönnen Sie sich dann ein paar Minuten in dieser besonders rückenschonenden Position.

> › Nehmen Sie sich einen Hocker, der mindestens so hoch ist, wie Ihre Oberschenkel lang sind. Gegebenenfalls erhöhen Sie die Sitzfläche mit einem Kissen.

1 > › Legen Sie sich auf eine Trainingsmatte, und stellen Sie den Hocker so auf, dass Ihre Unterschenkel auf der Sitzfläche liegen. Die Beine sind rechtwinklig gebeugt. Die Unterschenkel sollten so hoch liegen, dass Ihr Steißbein ein paar Zentimeter vom Boden angehoben wird.

> › Bleiben Sie einige Minuten in dieser Position und genießen Sie die Entspannung. Sie können auch länger in der Haltung bleiben, dabei lesen oder anderweitig relaxen.

Trainingseffekte entstehen aus dem Wechselspiel zwischen Belastung und Entlastung. Es ist völlig normal, wenn Sie nach intensiverem Training eine gewisse Müdigkeit spüren. Unser Cool-down, anschließendes Duschen oder Baden unterstützen die Regeneration des Körpers.

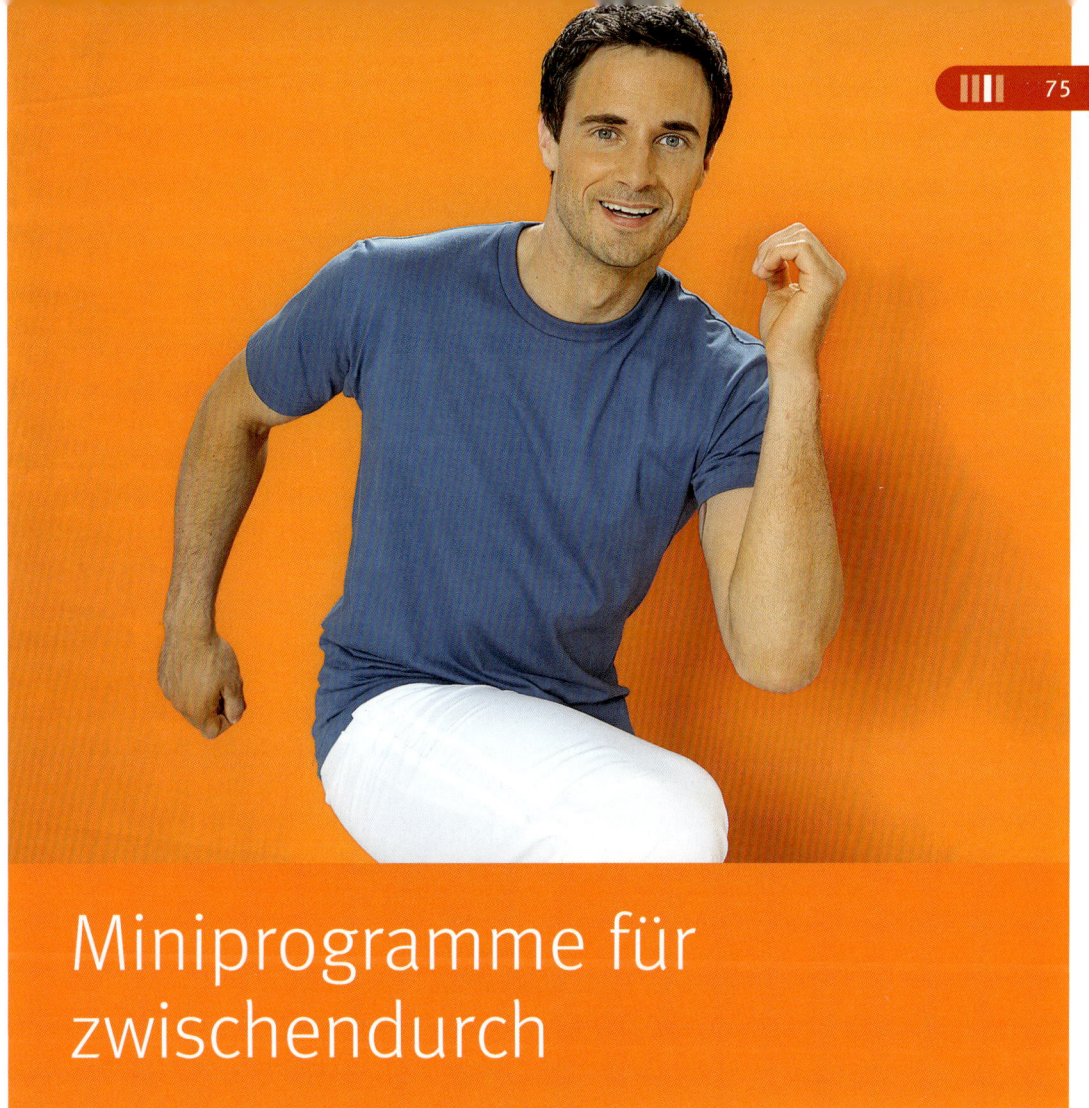

Miniprogramme für zwischendurch

Bringen Sie zusätzlichen Schwung in Ihren Tagesablauf. Wir haben für Sie drei effektive Kurzprogramme mit unterschiedlichen Schwerpunkten zusammengestellt: Koordination, Beweglichkeit und Muskelaktivierung. Diese Miniprogramme können Sie variabel in Ihren Alltag einbauen – sie dauern nur wenige Minuten. Morgens kommen Sie damit leichter in die Gänge, nach einigen Stunden Schreibtischarbeit freut sich Ihr Körper über einen Ausgleich, abends können Sie so schnell »runterkommen«.

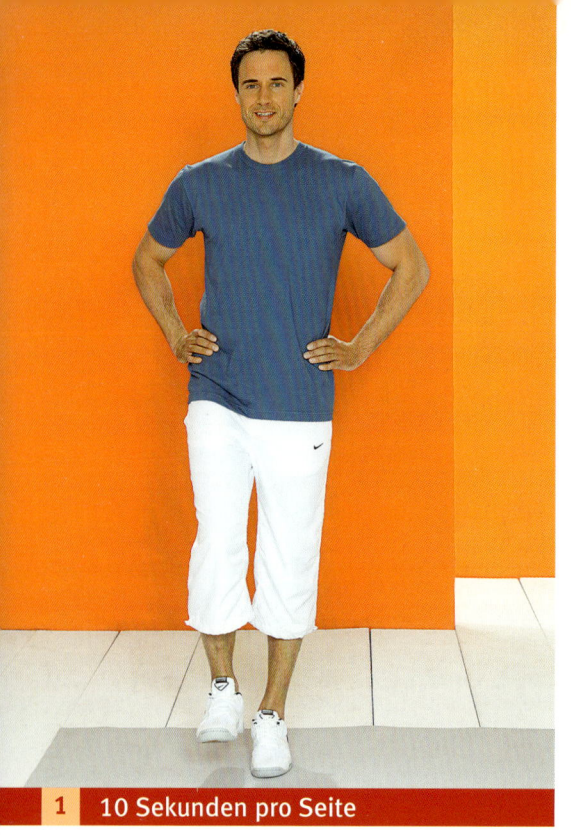

1 | 10 Sekunden pro Seite

Kleines Koordinationstraining

Dieses Mini-Übungsprogramm ist ideal für zwischendurch oder – wenn Sie etwas mehr Zeit haben – auch als Ergänzung des Basisprogramms für Einsteiger (Seite 37).

Sie schulen mit dieser Übungsfolge das Zusammenspiel von Nervensystem und Muskeln. Je häufiger Sie trainieren, desto sicherer und flüssiger werden Ihre Bewegungsabläufe. Ihre Körperhaltung verbessert sich, und Sie schützen aktiv Ihre Gelenke, indem sie besser stabilisiert werden. Mit einer geschulten Balance tragen Sie auch ein geringeres Sturzrisiko, indem Sie Stolperfallen besser ausgleichen.

Außerdem profitieren Sie von den Koordinationsübungen in zahlreichen Sportarten, insbesondere wenn die Balance gefordert ist wie beim Inlineskaten oder Skilaufen.

1. Einbeiniger Stand

Übungsziele: Mit dieser statischen Übung schulen Sie Ihr Gleichgewicht. Sie können sie überall durchführen.

> › Heben Sie aus dem aufrechten Stand ein Bein etwas an. Mit Ihren Händen stützen Sie sich seitlich an der Hüfte ab. Verschaffen Sie sich bei Bedarf seitlich Halt (zum Beispiel an einem Tisch oder Stuhl).

1 > › Winkeln Sie ein Bein leicht an und berühren Sie damit nicht das Standbein.

> › Versuchen Sie nun, etwa 10 Sekunden lang Ihr Gleichgewicht zu halten. Wechseln Sie danach die Seite.

Variieren Sie die Übung nach Lust und Laune mit kleinen Zusatzaufgaben (siehe Test auf Seite 44), um Ihre Muskulatur noch stärker zu fordern. Passen Sie dabei den Schwierigkeitsgrad aber stets Ihrem aktuellen Leistungsvermögen an. Und das wird sich bestimmt ganz schnell verbessern!

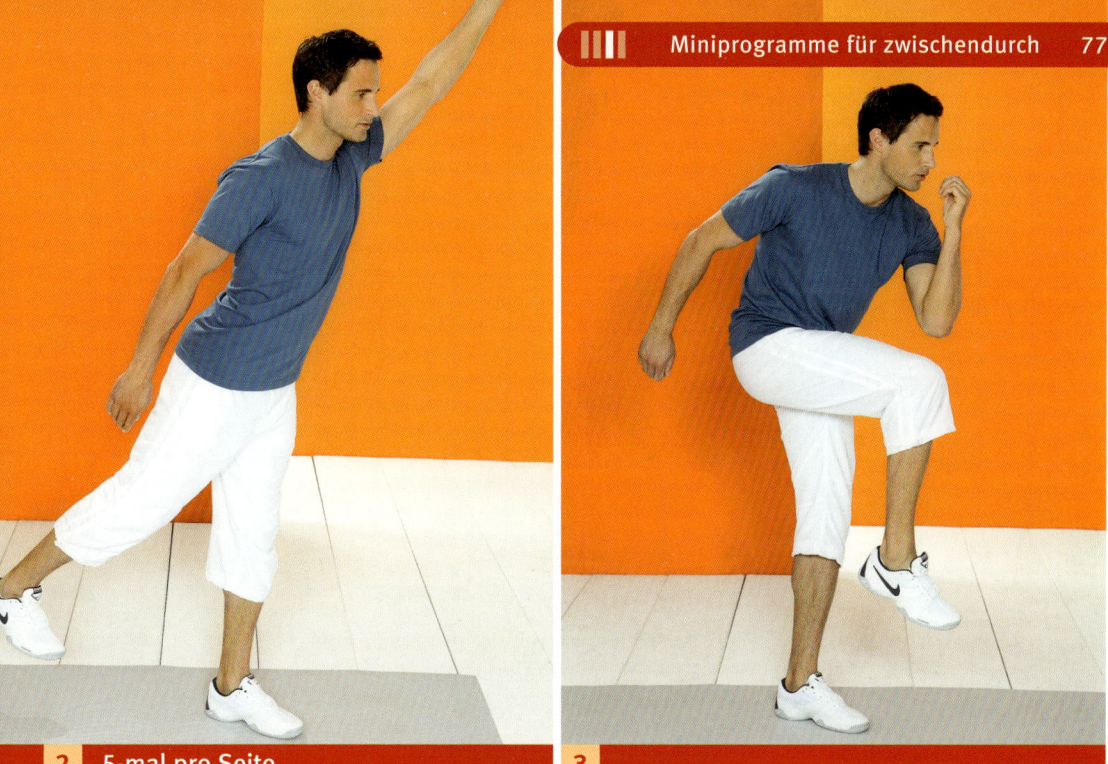

2 5-mal pro Seite

3

2. Diagonale Standwaage

Übungsziele: Mit dieser dynamischen Übung schulen Sie Ihr Gleichgewicht und sorgen für stabile Gelenke – Sie halten einbeinig die Balance und machen zugleich großräumige Bewegungen.

> › Sorgen Sie dafür, dass Sie genügend Platz haben, und nehmen Sie einen stabilen Stand auf dem linken Bein ein. Das rechte Bein winkeln Sie an. Balancieren Sie zunächst das Gleichgewicht sicher aus.

2 › Strecken Sie Ihr rechtes Bein nach hinten und den linken Arm nach vorn-oben. So gestreckt, befinden sich der Arm und das Bein in einer Linie.

3 › Führen Sie den Ellbogen und das Knie diagonal vor Ihrem Körper zusammen, indem Sie Ihren Arm und Ihr Bein beugen. Achten Sie darauf, dass Ihr Standbein im Kniegelenk stabil bleibt und nicht seitlich ausweicht.

> › Wiederholen Sie die Übung 5-mal, und wechseln Sie die Seite.

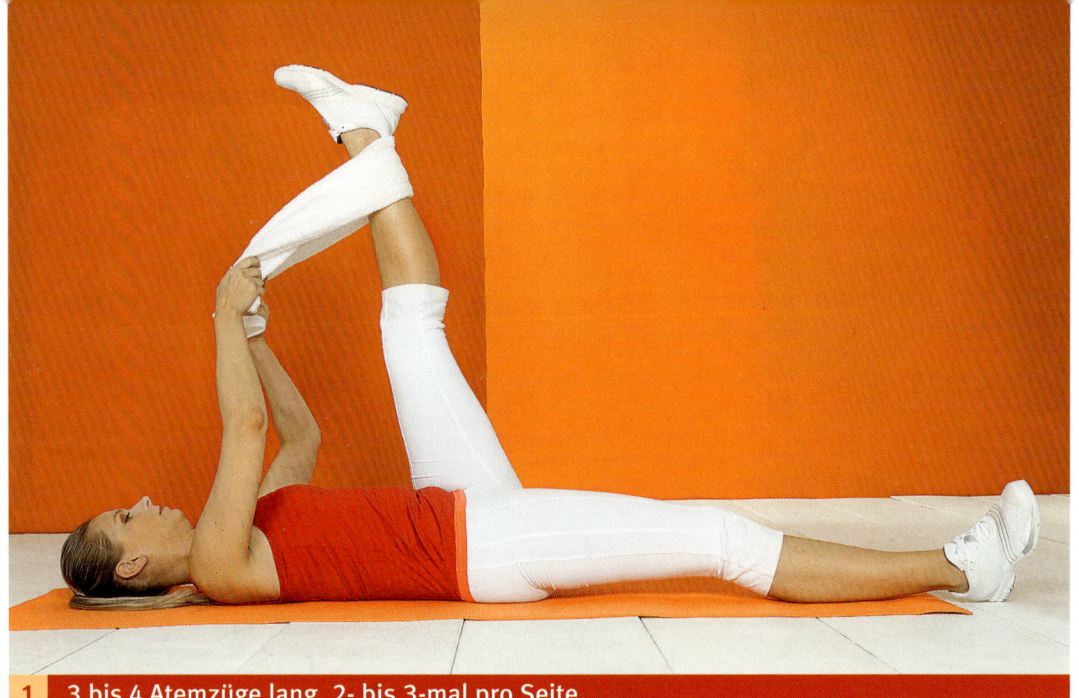

1 3 bis 4 Atemzüge lang, 2- bis 3-mal pro Seite

Dehnen für mehr Beweglichkeit

Auch die Beweglichkeit nimmt mit zunehmendem Alter und Bewegungsmangel ab, wenn sie nicht – wie Ausdauer, Kraft und Koordination – gezielt gefordert wird. Wenn Sie gut beweglich sind, fallen Ihnen alle Bewegungen im Alltag und in der Freizeit leichter. Sie werden geschmeidiger, sicherer und sportlicher, die Gefahr von Schäden durch Fehlbelastungen und vorzeitigen Verschleiß ist geringer. Wir stellen hier ein paar einfache, aber hocheffiziente Übungen für Ihre Beweglichkeit vor, die nur wenig Zeit kosten. Halten Sie die Dehnung bei jeder Übung jeweils 3 bis 4 Atemzüge lang, und wiederholen Sie sie 2- bis 3-mal pro Seite.

1. Beinrückseite

Übungsziele: Sie dehnen die an Ihrer Beinrückseite verlaufenden Muskeln, insbesondere die hintere Oberschenkelmuskulatur (Ischiokruralmuskulatur), die bei vielen Menschen aufgrund von Bewegungsmangel an Dehnfähigkeit verliert.

› Legen Sie sich auf den Rücken, stellen Sie ein Bein an und heben Sie es in Richtung Decke.

> Legen Sie ein schmales Handtuch oder ein festes, breites Band um den Unterschenkel. Die Handtuchenden halten Sie jeweils in einer Hand.

> Drücken Sie das Bein mit zunächst noch leicht gebeugtem Kniegelenk nach oben, bis Sie eine erste Dehnung in der Beinrückseite spüren. Die Fußspitze ziehen Sie dabei leicht an.

1 > Um Ihre Beinrückseite noch weiter zu dehnen, strecken Sie jetzt aus dieser Position langsam das Kniegelenk durch.

> Wechseln Sie zum anderen Bein.

Wichtig: Das unbewegte Bein muss auf dem Boden liegen und soll sich bei der Dehnung nicht mitbewegen. Lässt sich das nicht vermeiden, stellen Sie es angewinkelt auf.

2. Vorderer Oberschenkel

Übungsziele: Gedehnt wird die vordere Oberschenkelmuskulatur (Quadrizeps). Diesem Muskelareal mangelt es oft an Dehnfähigkeit.

2 | 3 bis 4 Atemzüge, 2- bis 3-mal pro Seite

> Stellen Sie sich aufrecht hin, die Beine etwa hüftbreit auseinander. Verschaffen Sie sich – falls erforderlich – seitlich Halt an einem Tisch oder einer Stuhllehne.

2 > Winkeln Sie jetzt ein Bein nach hinten an, umfassen Sie mit einer Hand das Fußgelenk und ziehen Sie Ihren Fuß mit der Ferse voran zum Gesäß.

> Ziehen Sie Ihr Knie so weit wie möglich nach hinten. Das Bein bleibt dabei stets parallel zum Standbein und wird nicht nach außen abgespreizt.

> Wechseln Sie nach 2 bis 3 Dehnungen zur anderen Seite.

Wichtig: Führen Sie die Dehnung so aus, dass Ihr Becken nicht ausweicht und kein Hohlkreuz entsteht. Spannen Sie zur Stabilisierung des Beckens Ihre Bauch- und Gesäßmuskulatur an.

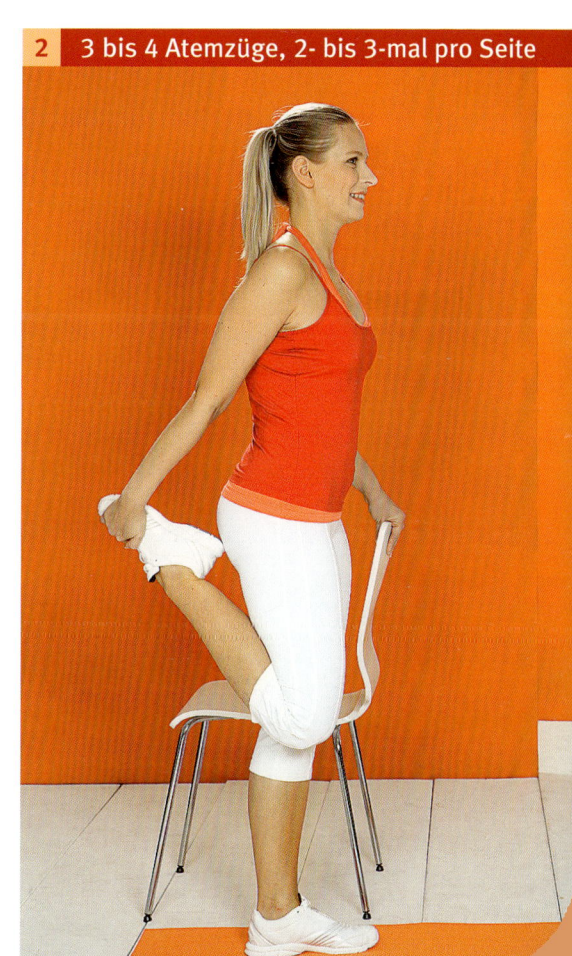

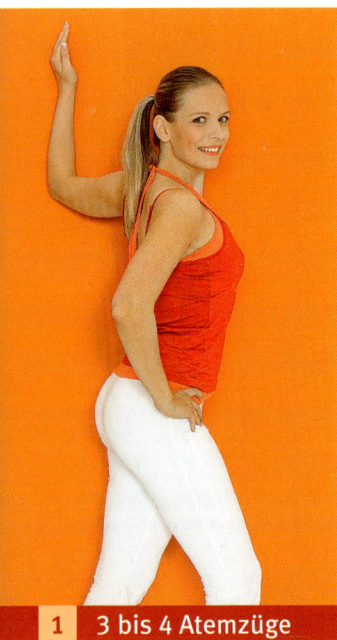

1 | 3 bis 4 Atemzüge

3. Brustmuskulatur

Übungsziele: Sie dehnen Ihre Brustmuskulatur und den vorderen Anteil der Schultermuskulatur. Die Übung tut besonders gut, wenn man viel sitzt und die Schultern nach vorn gezogen sind (zum Beispiel bei Computerarbeit).

> › Stellen Sie sich neben eine Wand. Legen Sie Ihren leicht gebeugten Arm über Kopfhöhe und mit der Handkante an die Wand. Der Arm ist im Schultergelenk etwas nach außen gedreht. Mit der anderen Hand stützen Sie sich seitlich an Ihrer Hüfte ab.

> **1** › Drehen Sie nun Ihren Oberkörper von der Wand weg, bis Sie eine deutliche Dehnung in der Brustmuskulatur spüren.

> › Halten Sie die Position 3 bis 4 Atemzüge lang, und wechseln Sie dann die Seite.

Wichtig: Halten Sie Ihren Schulter-Nacken-Bereich möglichst gerade und ziehen Sie Ihre Schultern nicht hoch. Um ein Hohlkreuz zu vermeiden, sollten Sie zusätzlich Ihre Bauch- und Gesäßmuskeln zur Stabilisierung des Beckens anspannen.

4. Schulter-Nacken-Muskulatur

Übungsziele: Sie dehnen Ihre Muskeln seitlich am Hals und im Nackenbereich. Diese neigen besonders zu Verspannungen – mit regelmäßigem Dehnen können Sie dem vorbeugen.

> › Stellen Sie sich aufrecht hin, oder setzen Sie sich aufrecht auf einen Stuhl oder Hocker. Fassen Sie mit einem Arm über Ihren Kopf. Der andere Arm hängt seitlich neben dem Körper; winkeln Sie die Hand nach oben an.

> › Ziehen Sie Ihren Kopf mit einer vorsichtigen Bewegung in Richtung Schulter, bis Sie eine leichte Dehnung spüren.

> **2** › Verstärken Sie die Dehnung, indem Sie mit der Handfläche des freien Armes in Richtung Boden drücken.

> › Halten Sie die Position ein paar Atemzüge lang, und wiederholen Sie die Dehnung zu jeder Seite 2- bis 3-mal.

Wichtig: Dehnen Sie langsam und vorsichtig. Weichen Sie nicht mit dem Kopf aus: Ihr Blick ist stets nach vorn gerichtet.

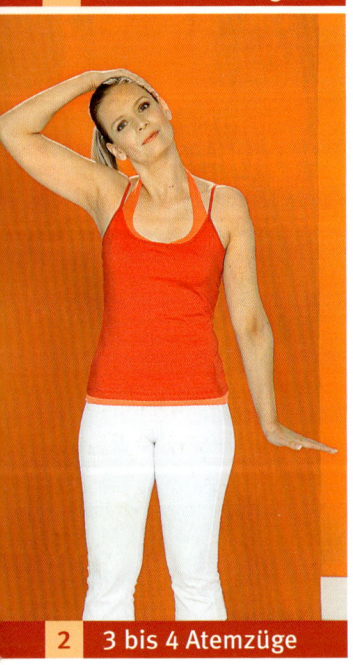

2 | 3 bis 4 Atemzüge

Fünf-Minuten-Workout

Diesen kurzen, einfachen Fitness-Baustein können Sie ganz flexibel einsetzen: Machen Sie den Workout morgens gleich nach dem Aufstehen oder zwischendurch, wenn es Ihre Zeit erlaubt. Sie bringen damit Ihren Stoffwechsel auf Touren und haben zugleich eine willkommene Abwechslung im Alltagstrott.

1. Venenpumpe

Übungsziele: Sie aktivieren Ihre Beinmuskeln und fördern damit die Durchblutung. Die Reck- und Streckbewegungen tun zudem Ihrem Rücken gut.

> › Lockern Sie sich zunächst ein wenig, indem Sie Arme und Beine ausschütteln.

> › Drücken Sie sich mit einem Bein in den Hochzehenstand und rollen Sie sanft zurück auf die Ferse. Dann wechseln Sie zum anderen Bein.

3 › Die Arme und Hände strecken Sie jeweils diagonal und im Wechsel nach oben.

> › Führen Sie diese Übung 1 bis 2 Minuten lang durch.

Wichtig: Halten Sie die Schultern locker, ziehen Sie sie nicht nach oben. Ihr Blick ist nach vorn gerichtet. Achten Sie auf einen geraden Rücken, weichen Sie nicht ins Hohlkreuz aus.

2. Bauchtrainer

Übungsziele: Die Muskelkontraktionen kräftigen die Bauchmuskeln, insbesondere die schrägen, und sorgen zudem für eine Entlastung des Rückens. Diese Übung können Sie jederzeit und überall einsetzen.

> › Suchen Sie sich seitlich einen festen Halt – zum Beispiel an einem Tisch oder einem Geländer.

> › Heben Sie das innen stehende Bein angewinkelt bis etwa auf Bauchnabelhöhe an. Fassen Sie mit der gegenüberliegenden Hand auf das Knie.

4 › Drücken Sie nun mit dem Knie von unten gegen die Hand und mit der Hand gegen das Knie, ohne Ausweichbewegungen.

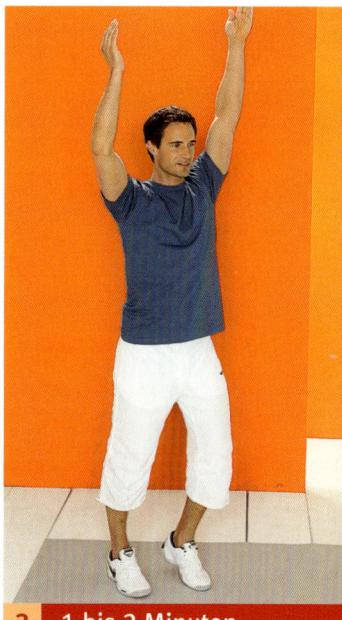

3 1 bis 2 Minuten

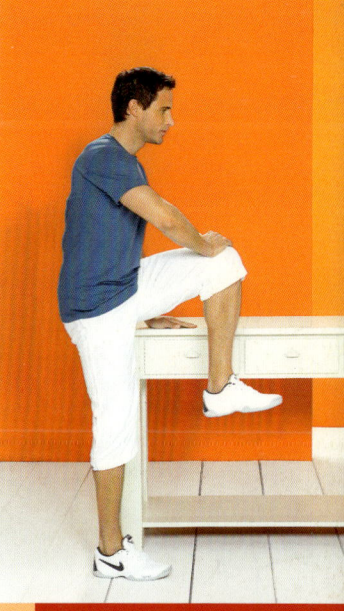

4 3 Sekunden, 4- bis 5-mal

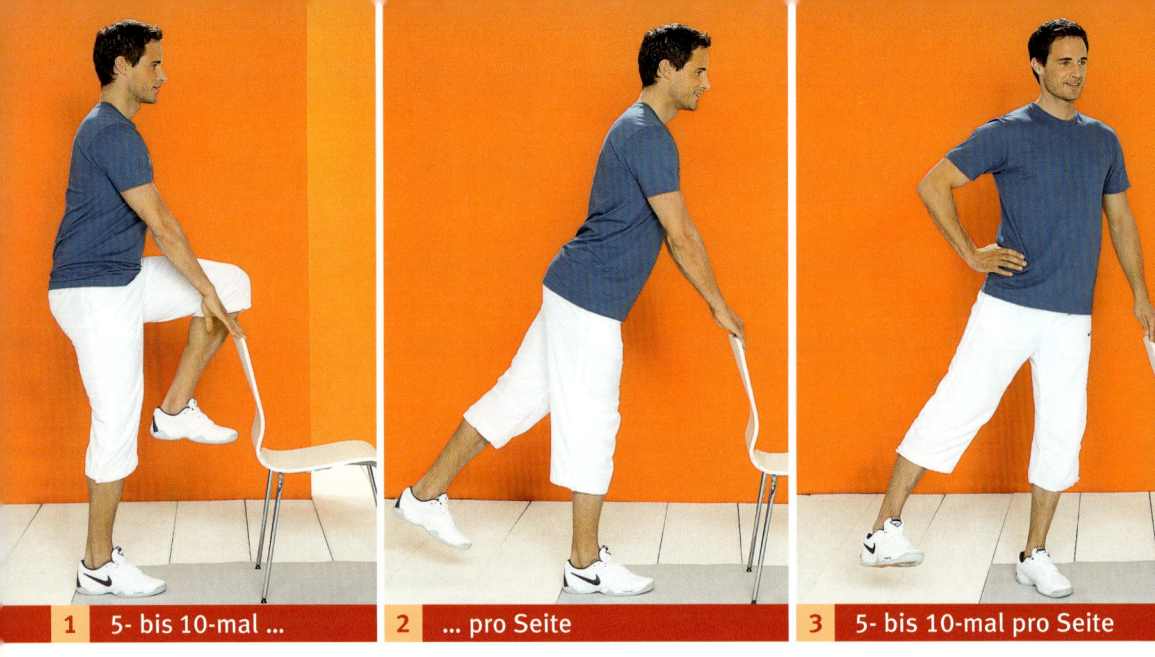

| 1 | 5- bis 10-mal ... | 2 | ... pro Seite | 3 | 5- bis 10-mal pro Seite |

Je höher der Druck ausfällt, desto stärker ist auch die Anspannung der Bauchmuskulatur.

> Halten Sie die Spannung 3 Sekunden lang. Führen Sie die Übung 4- bis 5-mal pro Seite durch.

Wichtig: Halten Sie Ihren Kopf in Verlängerung des Rückens gerade. Der Blick ist schräg nach unten gerichtet. Bauen Sie die Muskelspannung gleichmäßig steigernd und niemals ruckartig auf. Achten Sie besonders auf eine gleichmäßige Atmung.

3. Hüft- und Gesäßtrainer

Übungsziele: Sie trainieren die Oberschenkel-, Hüft- und Gesäßmuskeln, außerdem aktivieren Sie das Herz-Kreislauf-System und den Stoffwechsel.

> Sie brauchen einen Stuhl (ohne Rollen!) als Trainingspartner. Stellen Sie sich im Abstand von ein bis zwei Fußlängen hinter die Rückenlehne. Für einen festen Halt legen Sie Ihre Hände von oben auf die Lehne.

1
2
> **Variante 1:** Heben Sie ein Knie nach vorn an, und strecken Sie das Bein dann schräg nach hinten aus. Die Fußspitze ist dabei angezogen.

> Wiederholen Sie die Beugung und Streckung 5- bis 10-mal.

> Wechseln Sie dann die Seite und führen Sie die Übung mit dem anderen Bein ebenfalls 5- bis 10-mal aus.

3 > **Variante 2:** Führen Sie ein Bein gestreckt nach außen, halten Sie diese Position kurz, und ziehen Sie das Bein danach wieder an den Körper heran.

> Wiederholen Sie die Bewegung 5- bis 10-mal, und wechseln Sie dann die Seite.

Wichtig: Führen Sie die Bewegungen geschmeidig und harmonisch aus. Achten Sie darauf, dass Ihr Rücken dabei stabil und unbeteiligt an der Bewegung ist.

4. Rücken- und Nackentrainer

Übungsziele: Sie fördern die Durchblutung der Muskeln im Bereich des Nackens und des oberen Rückens. Das entspannt und kräftigt die Muskulatur zugleich.

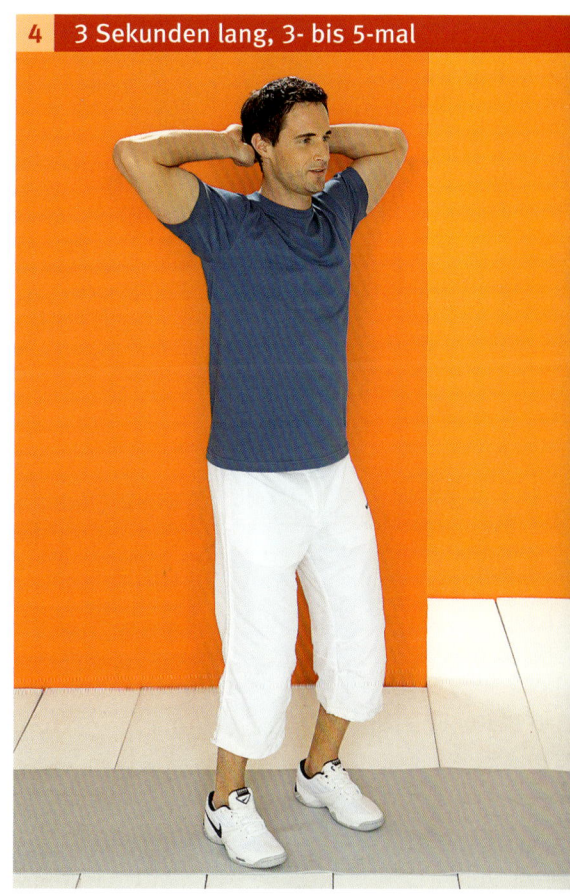

4 3 Sekunden lang, 3- bis 5-mal

> Stellen Sie Ihre Füße etwa schulterbreit auseinander und gehen Sie leicht in die Knie. Spannen Sie Ihre Bauch- und Gesäßmuskeln an, um Becken und Rücken gut zu stabilisieren.

4 > Legen Sie beide Handflächen an Ihren Hinterkopf und führen Sie Ihre Ellbogen etwas nach hinten. Bauen Sie nun mit Ihren Nackenmuskeln gegen den Zug der Hände eine Spannung auf. Der Kopf darf sich dabei nicht bewegen.

> Halten Sie die Muskelspannung 3 Sekunden lang, und führen Sie Übung 3- bis 5-mal durch.

Wichtig: Gehen Sie die Übung vorsichtig an, um Ihre empfindlichen Nackenwirbel zu schonen – arbeiten Sie nicht mit Schwung oder zu viel Krafteinsatz. Je weiter Sie Ihre Ellbogen nach hinten führen, desto stärker beanspruchen Sie zusätzlich Ihre Muskeln zwischen den Schulterblättern.

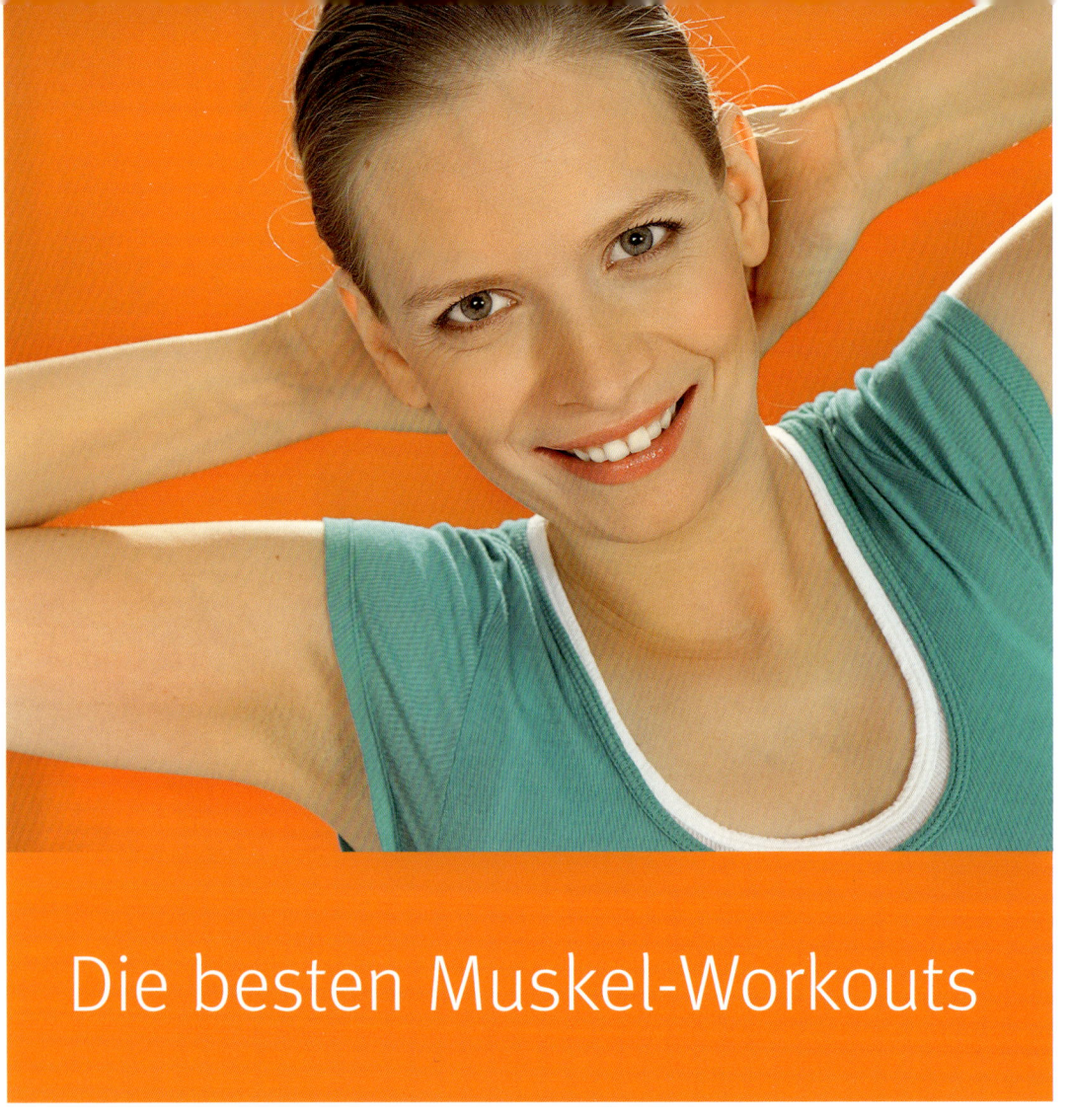

Die besten Muskel-Workouts

Unsere Muskeln sind gerecht: Wenn sie schlaff und untrainiert waren, reicht schon eine kleine Dosis an Krafttraining, um sie auf das nächste Fitness-Level zu hieven. Je fitter sie werden, desto mehr muss man auch investieren, um sie bei Laune zu halten. Auf den nächsten Seiten finden Sie individuell passende Workouts. Belohnt werden Sie mit verstärkter Fettverbrennung – und mit mehr Kraft und Körperspannung, einem tollen Körpergefühl, strafferen Konturen, mehr Selbstbewusstsein …

Programm für Einsteiger

Mit diesen Basisübungen wird der Einstieg in einen regelmäßigen Workout ganz einfach. Sechs Übungen trainieren Ihr wichtigstes Energiestoffwechselorgan, die Muskulatur. Durch gezieltes, regelmäßiges Training und eine passende Ernährungsweise (Seite 112) können Sie Ihre Muskeln relativ zügig aufbauen.

Dieses Programm ist auf etwa drei Monate ausgelegt. Danach werden Sie sich bereits deutlich fitter fühlen.

Rund ums Üben

Für die Übungen benötigen Sie bequeme Sportkleidung, rutschfeste Sportschuhe, einen etwa kniehohen Hocker und eine Unterlage für die Übungen am Boden. Ideal ist dafür eine rutschfeste Yoga- oder Trainingsmatte.

Lesen Sie bitte ab Seite 68 nach, was Sie bei Ihrem Krafttraining besonders beachten sollten.

Starten Sie jeden Workout mit einem Warm-up und beenden Sie ihn mit einem Cool-down (Seite 74).

1. Squat mit Hocker

Übungsziele: Kräftigung der gesamten Beinmuskulatur sowie der Gesäß- und unteren Rückenmuskeln. Diese Grundübung trainiert die wichtigste Funktion der Streckmuskeln: das Aufrichten gegen die Schwerkraft. Der Hocker dient dabei als Hilfe, damit die Bewegung richtig ausgeführt wird, denn das Gesäß soll gerade und nicht zu tief nach unten bewegt werden. Der Hocker sorgt auch für zusätzliche Sicherheit, weil Sie die Übung jederzeit im Sitzen abbrechen können.

> Sollte der Hocker zu niedrig sein, legen Sie ein Kissen oder Polster darauf. Stellen Sie sich mit etwa einer Fußlänge Abstand vor den Hocker.

> Stellen Sie Ihre Füße etwas weiter als schulterbreit und in einer Linie auseinander. Ihre Fußspitzen zeigen leicht nach außen.

> Halten Sie Ihren Rücken gerade, und kippen Sie Ihr Becken leicht nach vorn. Stützen Sie Ihre Hände seitlich an den Hüften ab, und lassen Sie die Schultern sinken.

TIPP: Richtig üben

Schauen Sie noch mal auf Seite 34: Dort steht, wie oft und wie intensiv Sie Ihr Training angehen sollten – damit Sie sich nicht über- oder unterfordern und das Üben ungetrübten Spaß macht.

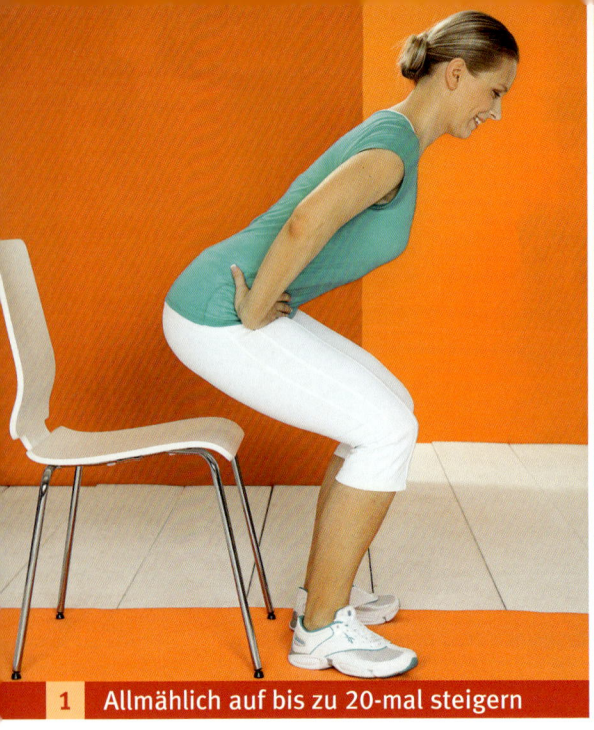 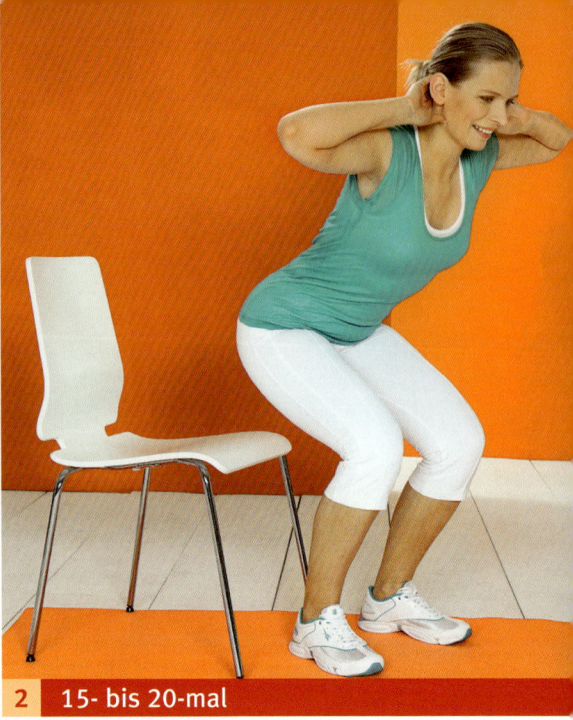

1 Allmählich auf bis zu 20-mal steigern

2 15- bis 20-mal

1 › Senken Sie nun beim Ausatmen langsam und kontrolliert Ihr Becken mit dem Gesäß voran bis kurz vor die Sitzfläche des Hockers, jedoch ohne sie zu berühren.

› Halten Sie die Position kurz, und richten Sie sich danach in einer fließenden Bewegung und ohne Schwung mit dem Einatmen wieder auf. Lassen Sie Ihre Knie leicht gebeugt.

Wichtig: Achten Sie darauf, dass Ihre Kniegelenke stabil bleiben und nicht seitlich ausweichen. Halten Sie Ihren Rücken gerade, fallen Sie nicht ins Hohlkreuz, und richten Sie Ihren Blick immer nach vorn.

TIPP: Die Übungsintensität steigern

Beginnen Sie zunächst mit einer kleinen Bewegung nach unten, und senken Sie Ihr Becken mit jeder Wiederholung ein Stück weiter ab.

2 Sobald Sie die Übung gut beherrschen, können Sie die Aktivität Ihrer Rückenmuskulatur steigern: Führen Sie Ihre Fingerspitzen seitlich an den Kopf, die Ellbogen nach hinten.

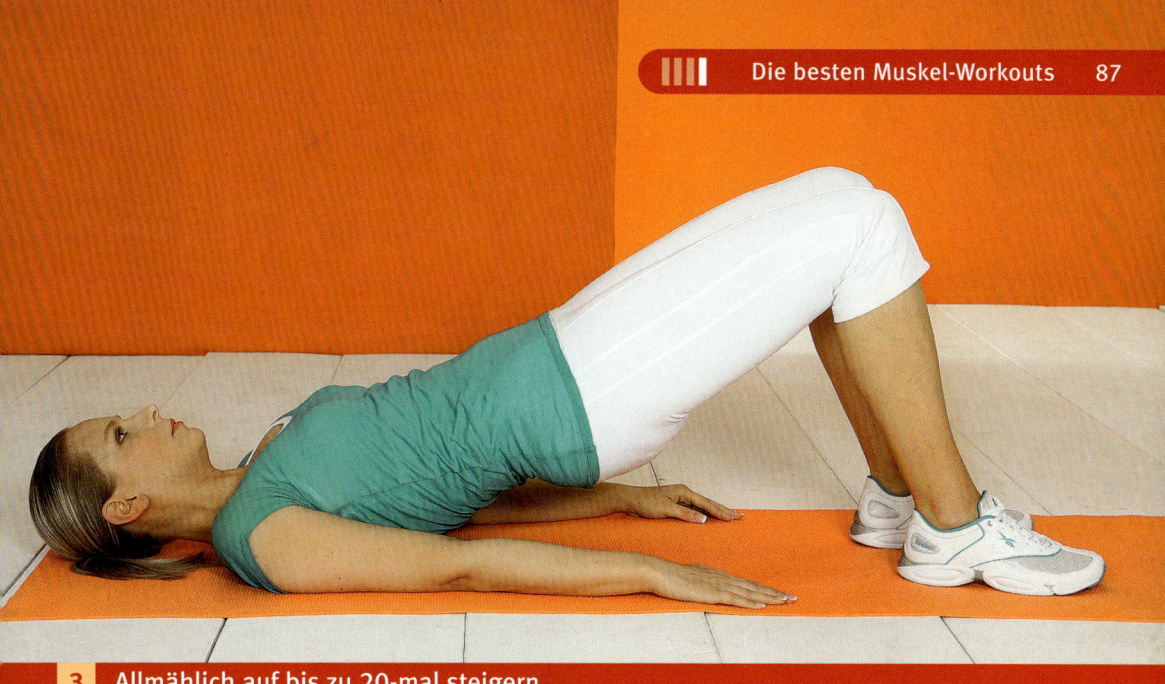

3   Allmählich auf bis zu 20-mal steigern

2. Beckenlift

Übungsziele: Kräftigung der rückseitigen Beinmuskeln sowie der Gesäß- und unteren Rückenmuskulatur. Sie trainieren mit dieser Übung die Muskeln, die Ihr Becken und Ihren Rücken aufrichten und stabilisieren, im Zusammenspiel.

› Legen Sie sich auf den Rücken und stellen Sie Ihre Beine rechtwinklig an. Die Füße stehen parallel zueinander mit den Sohlen am Boden. Ihre Arme liegen seitlich neben dem Körper. Spannen Sie Ihre Gesäß- und Bauchmuskeln an, bevor Sie mit der Übung loslegen, und atmen Sie ruhig weiter.

3 › Drücken Sie beim Ausatmen langsam und kontrolliert das Becken nach oben, bis Oberschenkel und Oberkörper eine Linie bilden. Mit Ihren Armen stabilisieren Sie sich.

› Beim Einatmen kehren Sie bei gleichbleibender Muskelspannung wieder zurück in die Ausgangsposition, ohne jedoch mit dem Gesäß den Boden zu berühren.

Wichtig: Halten Sie Ihren Rücken während der gesamten Bewegung gerade – mit seiner natürlichen Schwingung im Bereich der Lendenwirbelsäule. Fallen Sie nicht ins Hohlkreuz.

TIPP: Die Übungsintensität steigern
Sobald die Übung gut klappt, können Sie noch Ihre Fußspitzen anziehen. So geht der Druck nach oben von den Fersen aus.

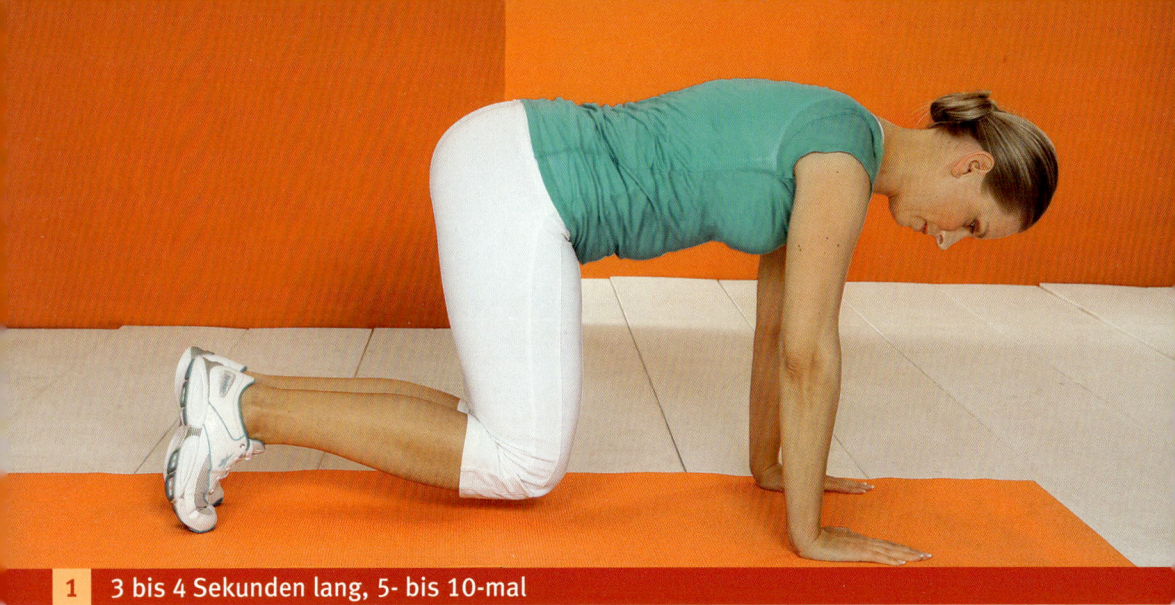

3. Bauchmuskelstütz

Übungsziele: Kräftigung der queren, geraden und schrägen Bauchmuskulatur. Bei dieser Übung trainieren Sie die Bauchmuskeln »statisch«: Ihre Muskeln sind angespannt, ohne sich nennenswert zu verkürzen.

TIPP: Die Übungsintensität steigern
Sobald Sie die Übung gut beherrschen, können Sie sich mit Ihren Händen ein paar Zentimeter weiter vorn abstützen.

› Begeben Sie sich in den Vierfüßlerstand (Bankstellung). Ihre Hände sind schulterbreit aufgesetzt, die Fingerspitzen zeigen nach vorn. Ihre Arme stehen senkrecht unter den Schultern und sind nicht vollständig durchgedrückt.
Hände und Füße sollten auf jeder Körperseite auf einer geraden Linie (symmetrisch) platziert werden, sodass die Wirbelsäule gerade bleibt und nicht seitlich verschoben wird. Verteilen Sie Ihr Gewicht gleichmäßig auf Arme und Beine.

› Spannen Sie Ihre Bauchmuskeln an und ziehen Sie den Bauchnabel dabei etwas nach innen. Halten Sie diese Spannung während der gesamten Übung und atmen Sie dabei ruhig weiter.

1 › Heben Sie beide Knie 2 bis 3 Zentimeter an (nicht weiter!). Verstärken Sie die Spannung Ihrer Bauchmuskeln, indem Sie mit den Händen in Richtung Knie drücken, ohne jedoch die Ausgangshaltung zu verändern.

2 **2 bis 3 Sekunden lang, bis zu 20-mal pro Seite**

› Halten Sie die Spannung 3 bis 4 Sekunden lang, und machen Sie dann eine kurze Pause. Wiederholen Sie dies 5- bis 10-mal.

Wichtig: Je mehr Sie sich auf Ihre Bauchmuskelspannung konzentrieren, desto besser. Atmen Sie gleichmäßig.

4. Bankstütz

Übungsziele: Kräftigung der unteren Rücken- und Gesäßmuskulatur. In einer stabilen, bequemen Position trainieren Sie diese Muskeln trotzdem sehr wirkungsvoll.

› Begeben Sie sich in den Vierfüßlerstand auf Knie und Unterarme, die Handflächen liegen am Boden. Belasten Sie die Unterarme und Hände gleichmäßig, und stellen Sie die Zehen auf. Ihr Rücken ist gerade und bildet eine schiefe Ebene zum Kopf hin. Schauen Sie nach unten.

2 › Heben Sie ein Bein gestreckt an, bis es mit Ihrem Rücken eine Linie bildet. Ziehen Sie die Fußspitze etwas an.

› Verharren Sie 2 bis 3 Sekunden in dieser Position, und wechseln Sie dann zum anderen Bein.

Wichtig: Achten Sie darauf, dass Ihr Rücken und Ihr Becken während der gesamten Übung stabil bleiben und Sie keine Ausweichbewegungen durchführen.

TIPP: Die Übungsintensität steigern
Wenn Sie die Übung gut beherrschen, können Sie mit dem gestreckten Bein kleine Kreisbewegungen durchführen.

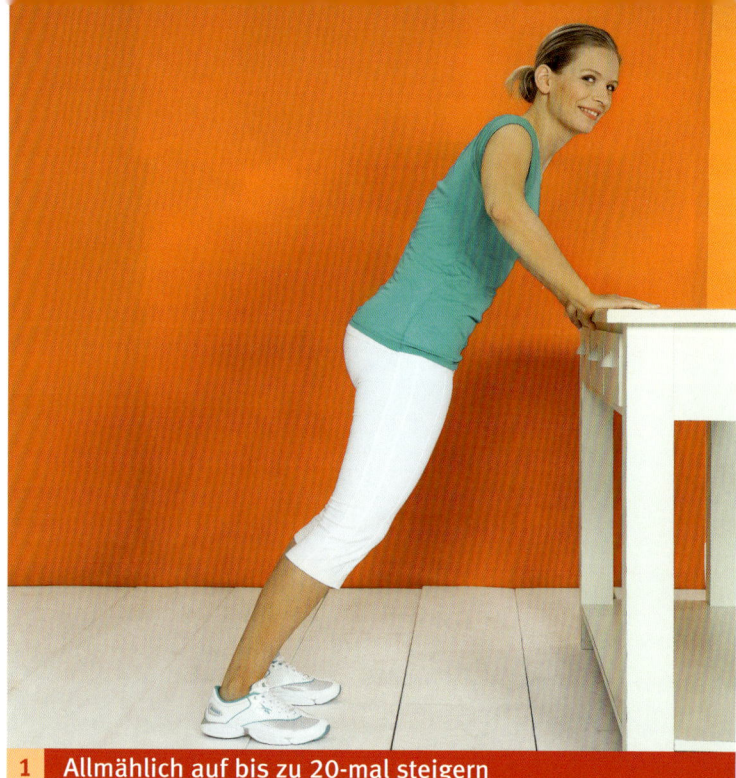

1 Allmählich auf bis zu 20-mal steigern

5. Sideboard-Stütz

Übungsziele: Kräftigung der Brust-, Schulter- und Armstreckmuskulatur. Mit dieser Übung kräftigen Sie große Muskelgruppen Ihres Schultergürtels und Rumpfes.

> › Ziehen Sie rutschfeste Schuhe an!

> › Stellen Sie sich im Abstand von etwa einem halben Meter vor ein stabiles Sideboard oder ein vergleichbares Möbel. Positionieren Sie die Hände symmetrisch auf der Deckplatte. Spannen Sie Ihre Bauch- und Gesäßmuskeln an, sodass Ihre Beine und Ihr Oberkörper eine Linie bilden.

1 › Neigen Sie jetzt Ihren Oberkörper in einer geraden Linie nach vorn, bis sich Ihr Kopf über dem Sideboard befindet.

> › Drücken Sie sich in einer fließenden Bewegung und ohne Schwung wieder von dem Sideboard ab.

Wichtig: Kopf und Rücken bilden eine Linie, und Ihr Blick ist nach vorn gerichtet.

TIPP: Die Übungs-intensität steigern
Je größer der Abstand zum Möbel ist, desto schwieriger wird die Übung.

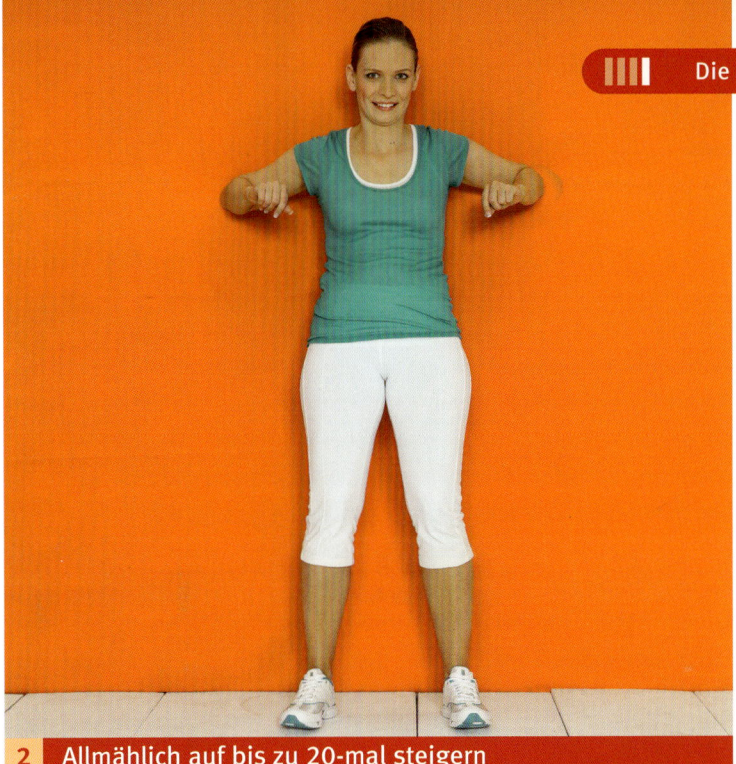

2 Allmählich auf bis zu 20-mal steigern

6. Wandstütz – rückwärts
Übungsziele: Kräftigung der hinteren Schulter- und Schulterblatt-muskulatur, Aufrichtung der Wirbelsäule, bessere Körperhaltung. Besonders hilfreich für Menschen, die viel sitzen.

> Stellen Sie sich im Abstand von ein bis zwei Fußlängen rück-lings vor eine Wand. Platzieren Sie Ihre Ellbogen in einer Linie und seitlich etwas unterhalb der Schulterhöhe auf der Wand. Lassen Sie Ihre Schultern sinken, und schauen Sie nach vorn.

> Spannen Sie Ihren Schultergürtel an, indem Sie den Druck der Ellbogen auf die Wand etwas erhöhen. Stabilisieren Sie zusätz-lich Ihr Becken, indem Sie Ihre Bauchmuskeln anspannen.

2 > Drücken Sie Ihren gestreckten Körper mit Ihren Schulterblatt-muskeln von der Wand ab. Halten Sie kurz die Spannung.

> Kehren Sie langsam in die Ausgangsposition zurück, ohne dabei mit dem Rücken die Wand zu berühren.

Wichtig: Halten Sie Ihren Rücken stets gerade und in einer Linie.

TIPP: Die Übungs-intensität steigern
Je größer der Abstand zur Wand ist, desto schwie-riger wird die Übung.

Programm für Fortgeschrittene

Sie wissen aus dem Fitnesstest und aus eigener Erfahrung, dass Sie ganz gut in Form sind. Also wollen Sie ein Programm, mit dem Sie Ihren guten Fitness-Status festigen und ausbauen können. Die Übungen dieses Programms sind etwas schwieriger, was Ihre koordinativen und muskulären Voraussetzungen anbelangt.

Wenn Sie mit dem Einsteigerprogramm begonnen haben, werden Sie bei diesen anstrengenderen Übungen anfangs weniger Wiederholungen schaffen. Steigern Sie nach und nach die Intensität, bis Ihnen etwa 15 Wiederholungen je Übung gelingen.

Rund ums Üben

Die meisten Übungen funktionieren mit Eigengewicht. Sie benötigen also keine Zusatzgeräte, nur eventuell einen kleinen Gymnastikball (den Sie durch ein zusammengerolltes Handtuch ersetzen können) und einen Hocker. Eine Trainingsmatte, rutschfeste Schuhe und bequeme Sportkleidung sind allerdings auch hier empfehlenswert.

Nach dem Warm-up geht's los, das Cool-down zum Schluss nicht vergessen (Seite 73 f.)!

1. Kniebeuge mit Ausfallschritt

Übungsziele: Kräftigung der Bein- und Hüftstreckmuskulatur sowie der unteren Rückenmuskeln. Bei dieser Übung ist vor allem das vordere Bein für das Aufrichten verantwortlich. Damit ist die Übung noch intensiver als beispielsweise ein Squat (Seite 85), der beidbeinig durchgeführt wird. Da jedoch beide Beine stets den Bodenkontakt halten, können Sie die Übungsausführung und die Balance gut kontrollieren.

> › Machen Sie einen Ausfallschritt nach vorn mit einem Abstand von etwa drei Fußlängen zum hinteren Fuß. Der vordere Fuß hat vollen Bodenkontakt, den hinteren setzen Sie mit den Zehen auf.

> › Halten Sie Ihren Rücken gerade und kippen Sie ihn im Hüftgelenk etwas nach vorn. Ihre Hände berühren locker seitlich den Kopf, die Ellbogen zeigen dabei nach außen.

TIPP: Richtig üben
Auf Seite 35 finden Sie wichtige Hinweise zu Wiederholungen, Trainingsform und Übungsintensität. Und lesen Sie ab Seite 68, was Sie beim Üben allgemein beachten sollten.

1 › Senken Sie nun beim Ausatmen Ihr Becken langsam und
      kontrolliert gerade nach unten, bis Ihr hinteres Knie fast den
      Boden berührt. Halten Sie die Position kurz.

   › Richten Sie Ihren Körper ohne Schwung mit der Kraft Ihrer
     Beinmuskeln wieder in die Ausgangsposition auf.

Wichtig: Achten Sie darauf, dass sich Ihr vorderes Knie nicht über
die Fußspitze hinausschiebt. Machen Sie im Zweifelsfall einen größeren Ausfallschritt. Ihr Blick ist während der gesamten Übung nach
vorn gerichtet.

1   **10- bis 15-mal pro Seite**

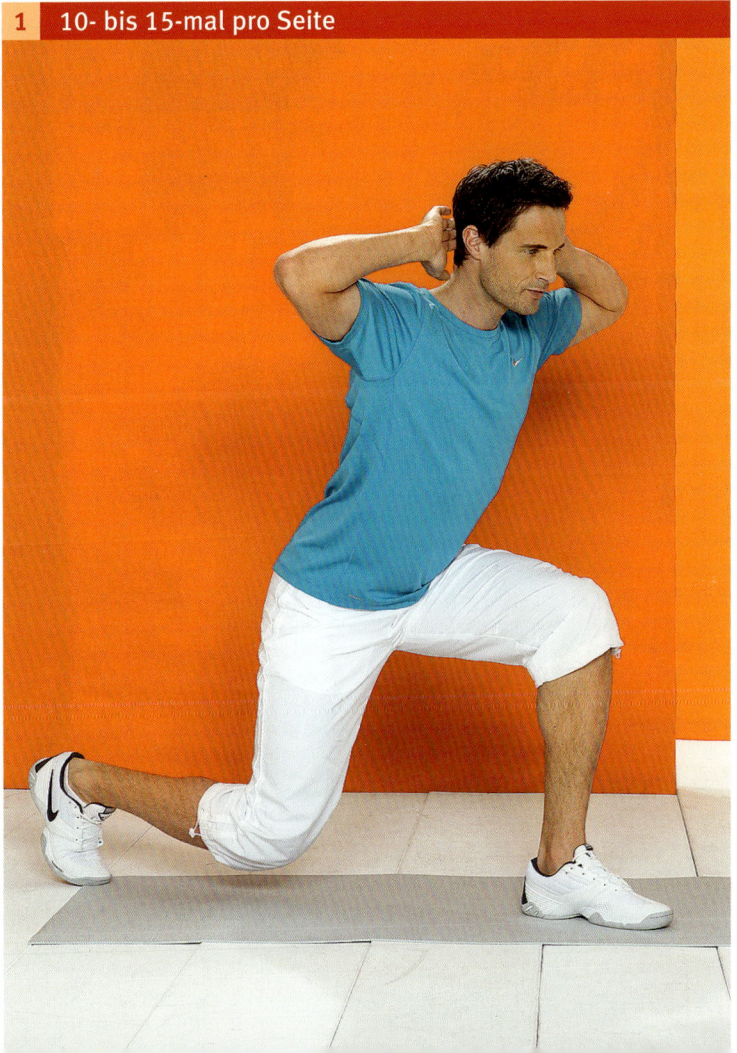

**TIPP: Die Übungs-
intensität steigern**
Sie können die Schritt-
länge ein wenig variieren:
je größer der Ausfall-
schritt, desto höher die
Übungsintensität.

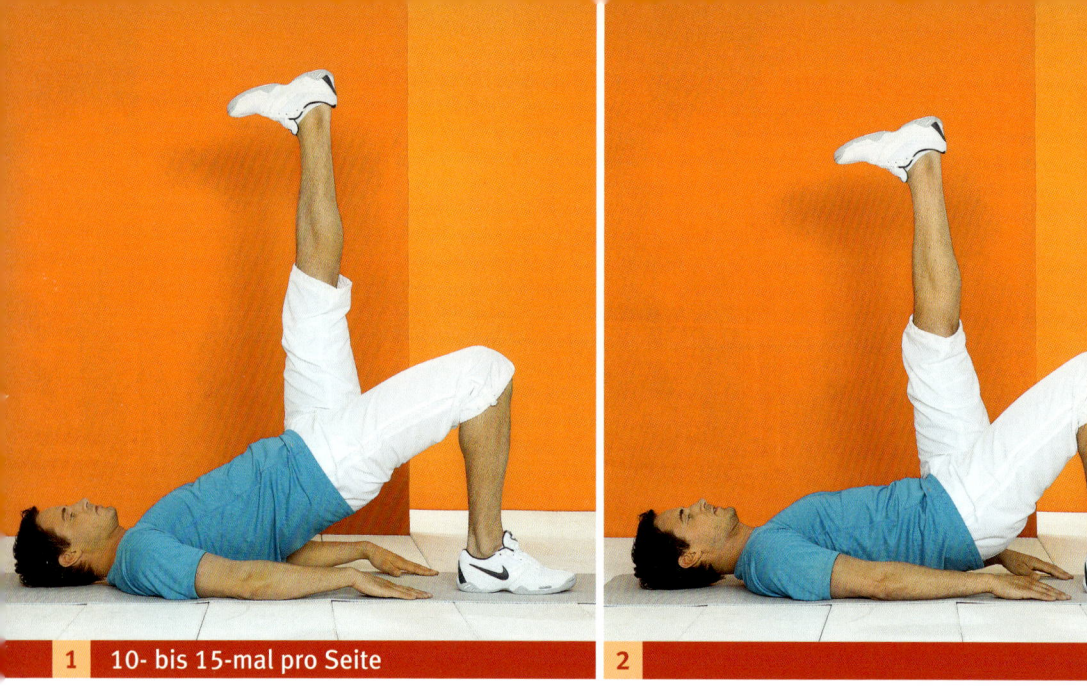

1   10- bis 15-mal pro Seite   2

2. Brücke

Übungsziele: Kräftigung der Muskelkette im Bereich der Beinrückseite sowie der Gesäß- und unteren Rückenmuskulatur.
Diese Übung lässt sich sehr gut kontrollieren, da Sie Ihre Bewegung in jeder Phase genau beobachten und gegebenenfalls korrigieren können.

TIPP: Die Übungsintensität steigern
Setzen Sie das stützende Bein nur mit der Ferse auf, und ziehen Sie die Fußspitze des gestreckten Beins noch weiter an.

› Legen Sie sich auf der Trainingsmatte auf den Rücken, und legen Sie Ihre Arme seitlich zur Stabilisierung neben den Körper, die Handflächen zum Boden.

› Stellen Sie ein Bein auf, etwa eine Fußlänge vom Gesäß entfernt. Führen Sie das andere Bein gestreckt senkrecht nach oben und ziehen Sie den Fuß an. Spannen Sie Ihre Bauch- und Gesäßmuskulatur an – so stabilisieren Sie Ihr Becken.

1 › Schieben Sie die Fußsohle und das gestreckte Bein weiter nach oben, sodass sich Ihr Becken hebt, bis Oberschenkel und Oberkörper eine Linie bilden. Halten Sie die Position kurz.

2 › Senken Sie das Becken mit dem Gesäß voran wieder in Richtung Boden, ohne ihn zu berühren.

Wichtig: Achten Sie darauf, dass Sie Ihr Hüftgelenk strecken und dass Ihr Becken stabil bleibt und nicht seitlich abkippt.

3 10- bis 15-mal pro Seite

3. Abduktoren-Lift

Übungsziele: Kräftigung der an der Beinaußenseite gelegenen Muskeln (Abduktoren) sowie der unteren Rücken- und seitlichen Bauchmuskeln. Diese anspruchsvolle Übung fordert bereits in der Ausgangsposition die Abduktoren des stützenden Beins und kräftigt zusätzlich auch das andere Bein, das Sie ebenfalls mit der Kraft Ihrer Abduktorenmuskeln abspreizen. Zusätzlich müssen Sie das Gleichgewicht halten.

> Legen Sie sich auf die Seite und stützen Sie sich auf Ihrem Unterarm ab. Ihr unteres Bein winkeln Sie im Knie nach hinten ab. Ihr Körpergewicht verteilt sich jetzt gleichmäßig auf Unterarm und Unterschenkel.

> Den oberen Arm führen Sie seitlich über den Kopf, die Finger sind gestreckt.

3 > Strecken Sie Ihr oberes Bein durch und spreizen Sie es nach oben. Den Fuß ziehen Sie etwas an.

> Gehen Sie wieder in die Ausgangsposition zurück, ohne das Bein abzulegen.

Wichtig: Führen Sie die Bewegung nur so weit durch, dass keine Ausweichbewegung im Hüftgelenk beziehungsweise Becken erfolgt.

TIPP: Die Übungsintensität steigern
Ziehen Sie Ihre Fußspitzen mehr an. Führen Sie mit dem oberen Bein kleine, kreisförmige Bewegungen durch.

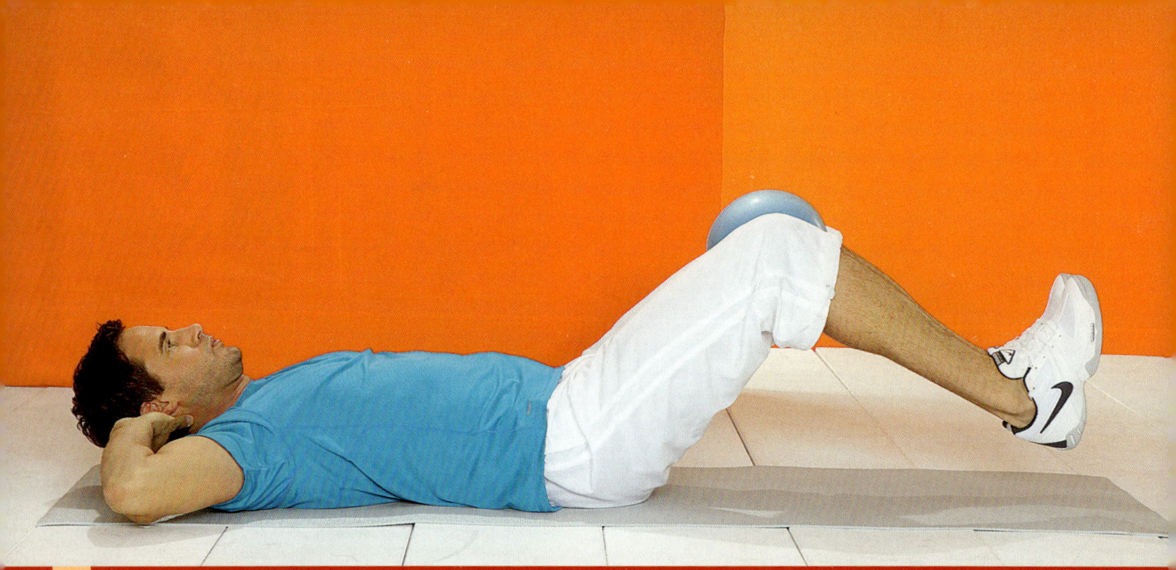

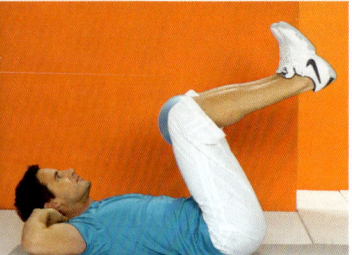

1   Ausgangsposition

**TIPP: Die Übungs-
intensität steigern**
Verstärken Sie den
Druck der Knie auf den
Gymnastikball (oder
die Handtuchrolle).

4. Crunch

Übungsziele: Kräftigung der geraden, schrägen und queren Bauchmuskeln. Diese sehr wirkungsvolle Übung spricht die Bauchmuskeln besonders über die Stabilisierung des Beckens an.

> › Legen Sie sich auf den Rücken. Heben Sie beide Beine angewinkelt an und klemmen Sie zwischen Ihre Knie einen kleinen Gymnastikball oder ersatzweise ein zusammengerolltes Handtuch. Winkeln Sie Ihre Arme nach oben an und lagern Sie Ihren Kopf locker auf Ihren Händen.

1 › Spannen Sie Ihre Bauchmuskeln an und ziehen Sie dabei den Bauchnabel etwas ein. Atmen Sie ruhig weiter. Heben Sie Kopf, Ellbogen und Schultern etwas vom Boden ab.

2 › Lassen Sie Ihre angewinkelten Beine langsam und kontrolliert nach unten sinken, ohne die Füße aufzusetzen.

> › Führen Sie die Beine anschließend ohne Schwung in die Ausgangsposition zurück.

Wichtig: Führen Sie die Bewegung betont langsam durch und achten Sie besonders auf Ihre Bauchmuskelspannung. Senken Sie Ihre Beine nur so weit ab, dass Ihr unterer Rücken (Lendenwirbelsäule) mit der Unterlage in Kontakt bleibt. Andernfalls sollten Sie Ihren Bewegungsradius verkleinern.

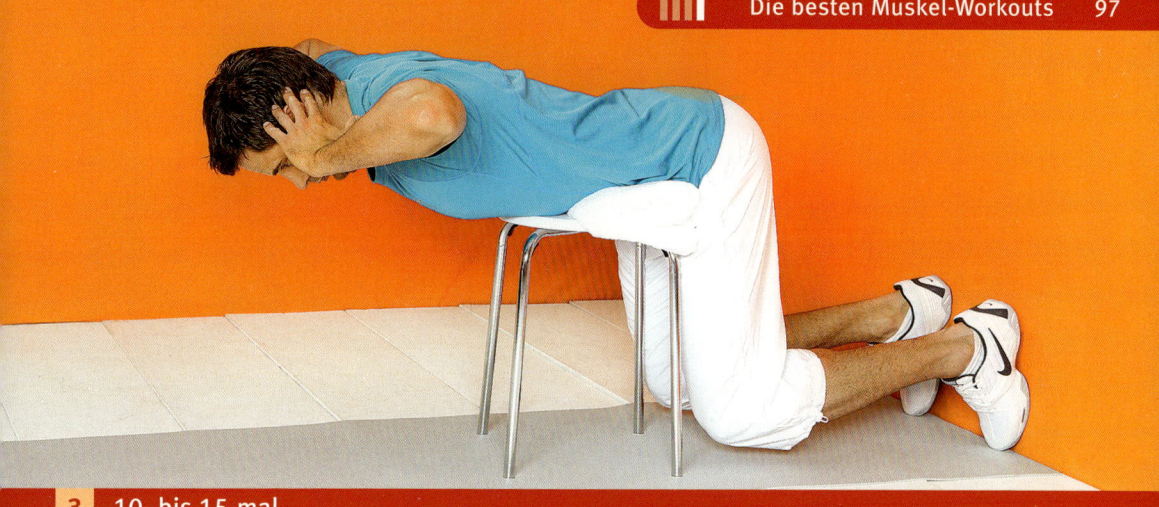

3 10- bis 15-mal

5. Rücken-Aufroller

Übungsziele: Kräftigung der Muskeln im Bereich der Lenden- und Brustwirbelsäule. Bei dieser intensiven Übung liegt die Hauptbelastung auf dem Rückenstrecker in diesem Wirbelsäulenbereich. Das Becken wird dabei von einem Hocker unterstützt, damit Sie nicht ins Hohlkreuz ausweichen können.

> Polstern Sie die Sitzfläche des Hockers mit einer Handtuchrolle oder einem Kissen. Stellen Sie den Hocker so vor die Wand, dass Ihre Kniegelenke in der Übung rechtwinklig gebeugt sind.

> Legen Sie sich mit Bauch und Becken auf die Unterlage, und stützen Sie sich mit den Fußsohlen unten an der Wand ab.

> Senken Sie Ihren Oberkörper vorn über den Hocker nach unten. Ihre Hände berühren seitlich den Kopf, die Ellbogen zeigen nach außen.

3 > Rollen Sie Ihren Oberkörper vom unteren Rücken aus langsam Wirbel für Wirbel auf, bis der Rücken gerade ist und in der Lendenwirbelsäule eine normale Schwingung aufweist (Lordose). Der Blick ist stets nach unten gerichtet.

> Halten Sie kurz diese Position, und lassen Sie dann Ihren Rücken von oben aus Wirbel für Wirbel absinken.

Wichtig: Zur Verstärkung der Muskelaktivität im Schulterblattbereich führen Sie Ihre Ellbogen nach außen bis auf Schulterhöhe.

TIPP: Die Übungs-intensität steigern
Je weiter oben Ihr Rumpf aufliegt, desto mehr verlagert sich die Muskelaktivität in den Bereich der Brustwirbelsäule. Je weniger Sie den Rumpf abstützen, desto intensiver wird die Belastung des Rückenstreckers im Bereich der Lendenwirbelsäule.

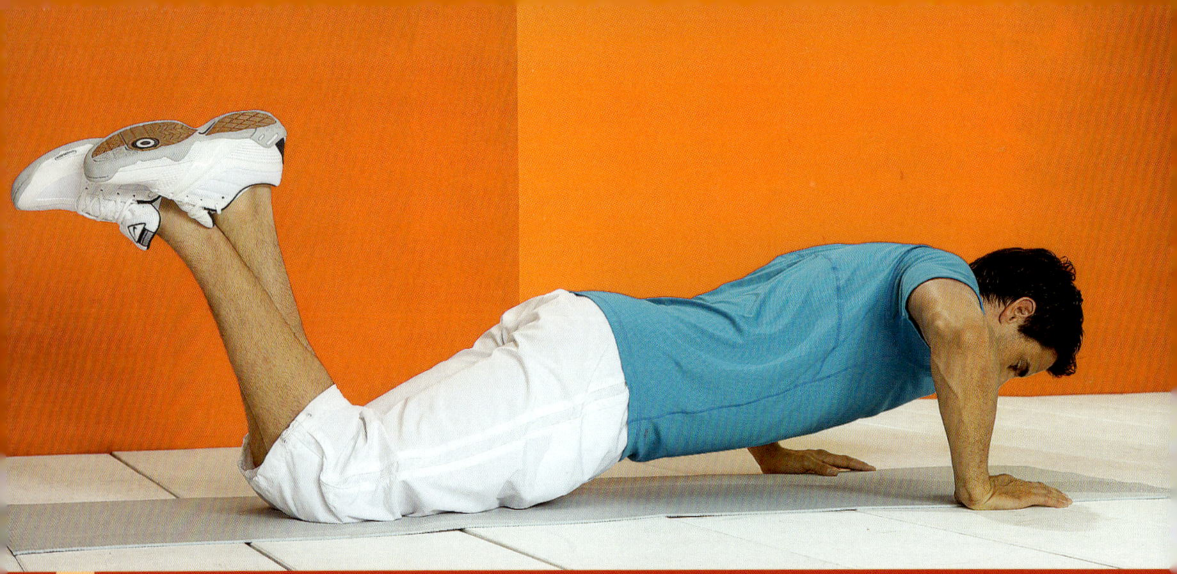

2 10- bis 15-mal

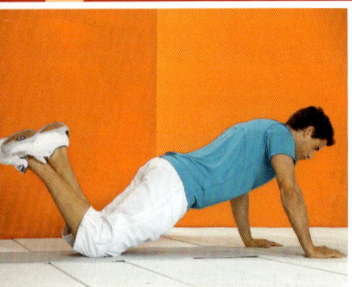

1 Ausgangsposition

6. Knie-Liegestütz

Übungsziele: Kräftigung der Brustmuskulatur, der vorderen Schultermuskeln sowie der Armstrecker (Trizeps). Diese komplexe Übung beansprucht einen Großteil der Muskeln im Oberkörperbereich. Ihre Ausführung ist im Vergleich zum gestreckten Liegestütz besser kontrollierbar.

> Nehmen Sie eine »halbe« Liegestützposition ein. Dabei stützen Sie Ihren Körper gleichmäßig mit den Händen und Oberschenkeln ab. Wichtig: Die Beine liegen knapp oberhalb der Kniegelenke auf (nicht im Kniescheibenbereich!). Ihre Füße liegen locker übereinander. Die Arme sind nicht ganz durchgestreckt. Der Blick ist nach unten gerichtet.

1 > Heben Sie jetzt Ihre Hüfte an und halten Sie Ihren Körper in einer Linie.

2 > Senken Sie Ihren gestreckten Körper langsam und kontrolliert bis kurz vor den Boden ab.

> Drücken Sie ihn dann mit der Kraft der Brust-, Schulter- und Armmuskeln wieder in die Ausgangsposition.

Wichtig: Halten Sie Ihre Ellbogengelenke im obersten Bewegungspunkt leicht gebeugt. Unterstützen Sie Ihr Becken durch eine angespannte Bauch- und Gesäßmuskulatur.

TIPP: Die Übungsintensität steigern
Sobald Sie Ihre Hände weiter auseinander stellen, fordern Sie verstärkt Ihre Brustmuskulatur. Stellen Sie sie enger zusammen, fordern Sie den Trizeps.

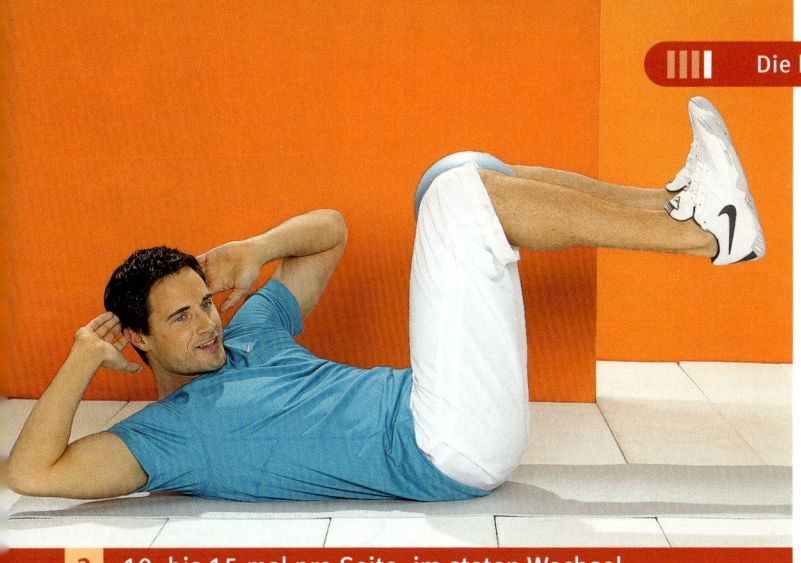

3 10- bis 15-mal pro Seite, im steten Wechsel

7. Diagonaler Crunch

Übungsziele: Kräftigung der schrägen, geraden und queren Bauchmuskeln. Bei dieser intensiven Kombiübung wird die gesamte Bauchmuskulatur gefordert. Durch stärkeres Eindrehen des Oberkörpers können Sie die schrägen Bauchmuskeln betonen.

> Legen Sie sich auf den Rücken, und berühren Sie Ihren Kopf seitlich mit den Händen. Die Ellbogen heben Sie leicht an.

> Heben Sie Ihre Beine an, und beugen Sie sie rechtwinklig. Klemmen Sie einen Gymnastikball oder ein Handtuch zwischen Ihre Knie. Je intensiver Sie mit den Knien dagegendrücken, desto stärker ist die Bauchmuskelspannung.

3 > Heben Sie erst Ihren Kopf an und dann die Schultern. Drehen Sie Ihren Oberkörper in einer fließenden Bewegung mit dem Ellbogen voran in Richtung des gegenüberliegenden Knies. Den anderen Ellbogen halten Sie knapp über dem Boden.

> Kehren Sie langsam und kontrolliert in die Ausgangsposition zurück. Den Kopf legen Sie nicht ab. Führen Sie die Bewegung zur anderen Seite aus.

Wichtig: Führen Sie Ihre Drehbewegung durch kontrollierten Bauchmuskeleinsatz und ohne Schwung durch. Die Bewegung soll zu beiden Seiten im gleichen Timing und im gleichen Ausmaß durchgeführt werden. Im Zweifelsfall trainieren Sie erst Ihre schwächere Seite auf.

TIPP: Die Übungsintensität steigern

4 Während Sie Ihren Oberkörper in die Ausgangsposition zurückführen, können Sie zusätzlich die Beine etwas absenken (nicht ablegen!). So aktivieren Sie auch Ihre Hüftbeuger- und Bauchmuskeln. Senken Sie die Beine nur so weit ab, dass Ihre Lendenwirbelsäule noch mit der Unterlage Kontakt hält.

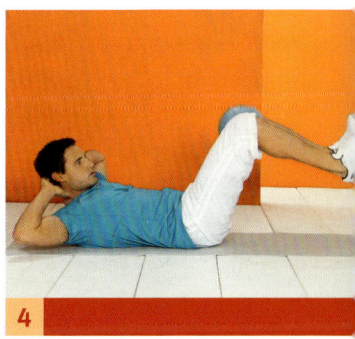

4

8. Liegestütz – invers

Übungsziele: Kräftigung der Muskeln zwischen den Schulterblättern sowie der hinteren Schultermuskulatur. Die Übung stärkt
die Muskeln, die den Brustkorb aufrichten. So verbessert sich Ihre
Körperhaltung.

> › Legen Sie sich auf den Rücken, und stellen Sie Ihre Beine
> ungefähr im rechten Winkel an. Ihre Arme liegen neben dem
> Körper, die Unterarme zeigen senkrecht nach oben.

> › Spannen Sie Ihren gesamten Körper an, indem Sie mit den
> Ellbogen in den Boden drücken und gleichzeitig Ihre Bauch-
> und Gesäßmuskeln aktivieren.

1 › Verstärken Sie den Ellbogendruck, und heben Sie den Ober-
> körper so weit vom Boden ab, bis sich Ihre Brust in etwa
> auf Höhe Ihrer Handgelenke befindet. Kopf und Oberkörper
> bilden dabei eine annähernd gerade Linie. Ihr Blick ist schräg
> nach oben gerichtet.

> › Bewegen Sie dann Ihren angespannten Oberkörper bis kurz
> über dem Boden zurück, ohne diesen zu berühren.

Wichtig: Halten Sie Ihre Ellbogen nahe am Körper. Vermeiden Sie jede
Ausweichbewegung im Schulter- und Nackenbereich. Beginnen Sie mit
kleinen Bewegungen und steigern Sie allmählich den Radius.

Programm für Trainierte

Mit diesem anspruchsvollen Intensivtraining können Sie Ihren Körper ausmodellieren und es zu einer Topfigur bringen. Allerdings müssen Sie dafür auch etwas tun. Wichtig: Für dieses Programm sollten Sie gut in Form und normalgewichtig oder nur leicht übergewichtig sein. Das Programm für Fortgeschrittene haben Sie bereits mindestens sechs Wochen lang absolviert.

Rund ums Üben

Für die Übungen benötigen Sie wieder bequeme Sportbekleidung, eine Trainingsmatte sowie einen Übungsball (siehe Info rechts). Hinweise zur Intensität des Übens finden Sie ab Seite 68.

1. Beinstrecker

Übungsziele: Mit dieser komplexen, sehr wirkungsvollen Übung trainieren Sie nahezu alle großen Muskelgruppen: Beinstrecker, Beinbeuger sowie die Bauchmuskeln im Zusammenspiel mit den Hüftbeugern. Auch Schultergürtel und Arme sind gefordert.

> › Gehen Sie in den Liegestütz und stellen Sie Ihre Hände etwa in Schulterbreite auf.

2 › Platzieren Sie Ihre Füße so auf dem Ball hinter Ihnen, dass Sie ihn mit Ihren Fußrücken kontrollieren können.

DER ÜBUNGSBALL

Sie bekommen ihn günstig für etwa 20 Euro in jedem Sportgeschäft. Er bietet einen labilen Untergrund, was die Muskeln beim Training deutlich mehr fordert, denn Sie müssen zusätzlich Ihr Gleichgewicht ausbalancieren. Gleichzeitig fördern Sie auch Ihre Koordination und verstärken den Trainingseffekt.

2 Ausgangsposition

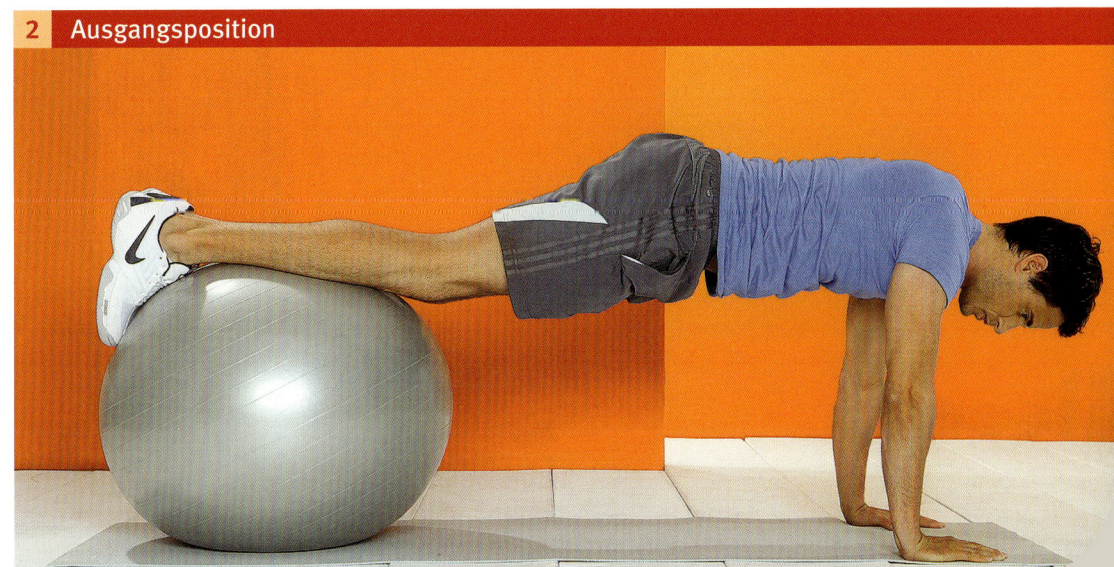

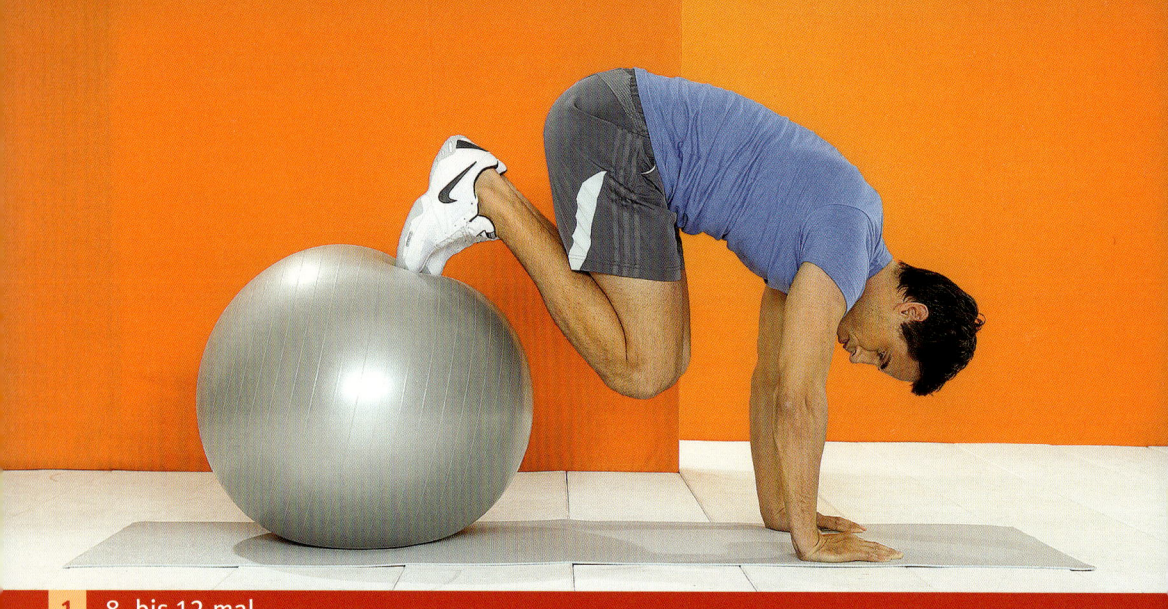

1 › Spannen Sie Ihre Bauchmuskeln an, und rollen Sie den Ball durch Anbeugen der Knie in Richtung Hände.

› Rollen Sie den Ball anschließend wieder durch Strecken der Beine in die Ausgangsposition zurück.

Wichtig: Diese anspruchsvolle Übung setzt eine gut trainierte Bauchmuskulatur voraus – so verhindern Sie ein Hohlkreuz. Achten Sie konsequent auf eine saubere Bewegungstechnik mit einem kontrollierten Rücken, und reduzieren Sie gegebenenfalls anfangs die Anzahl der Wiederholungen.

TIPP: Die Übungs-intensität steigern
Beginnen Sie die Übung zunächst mit kleinen Bewegungen, bevor Sie den Ball weiter in Richtung Oberkörper rollen.

2. Beinbeuger
Übungsziele: Sie kräftigen vor allem die Muskeln der Oberschenkelrückseite, den großen Gesäßmuskel sowie den Rückenstrecker im Bereich der Lendenwirbelsäule.

› Legen Sie sich auf den Rücken. Ihre Arme liegen neben Ihrem Körper, um ihn später zu stabilisieren.

2 › Platzieren Sie die Füße so auf dem Ball, dass Sie ihn mit Ihren Fersen kontrollieren können.

3 › Spannen Sie Ihre Gesäßmuskeln an, und rollen Sie den Ball in Richtung Gesäß, indem Sie Ihre Beine beugen.

› Danach strecken Sie Ihre Beine wieder aus und rollen den Ball auf diese Weise langsam und kontrolliert zurück in die Ausgangsposition.

Wichtig: Bewegen Sie Ihr Becken stets parallel zum Boden und lassen Sie es nicht seitlich wegkippen. Achten Sie darauf, Ihren Rücken gut zu stabilisieren.

TIPP: Die Übungs-intensität steigern
Beginnen Sie die Übung zunächst mit kleinen Bewegungen, bevor Sie den Ball weiter in Richtung Oberkörper rollen.

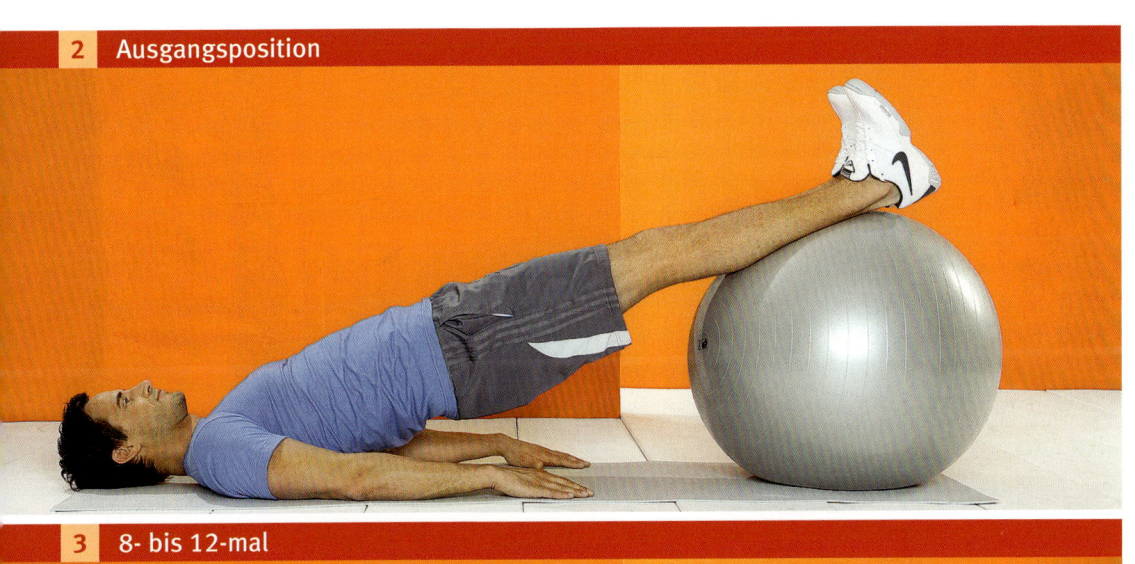

2 Ausgangsposition

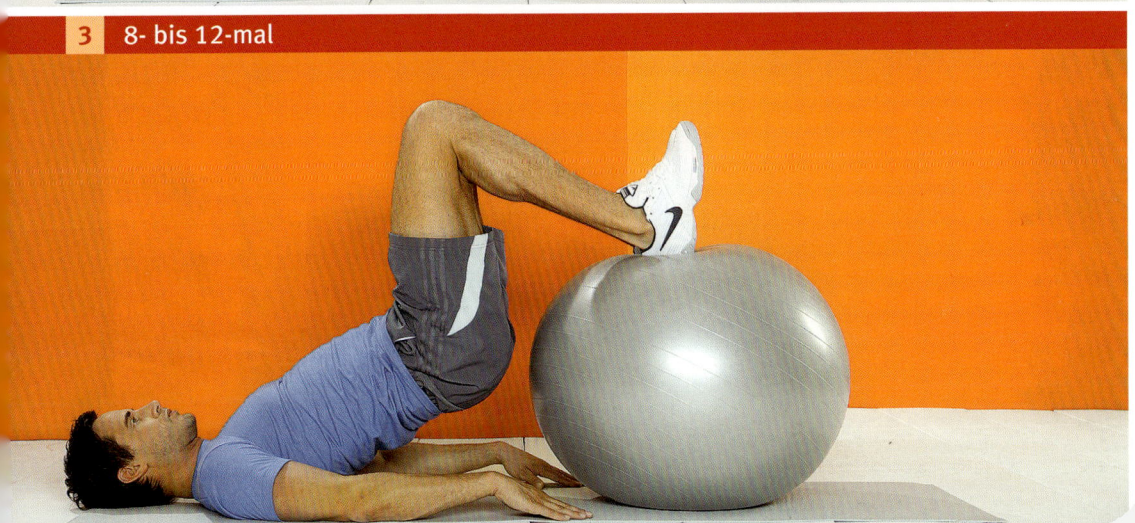

3 8- bis 12-mal

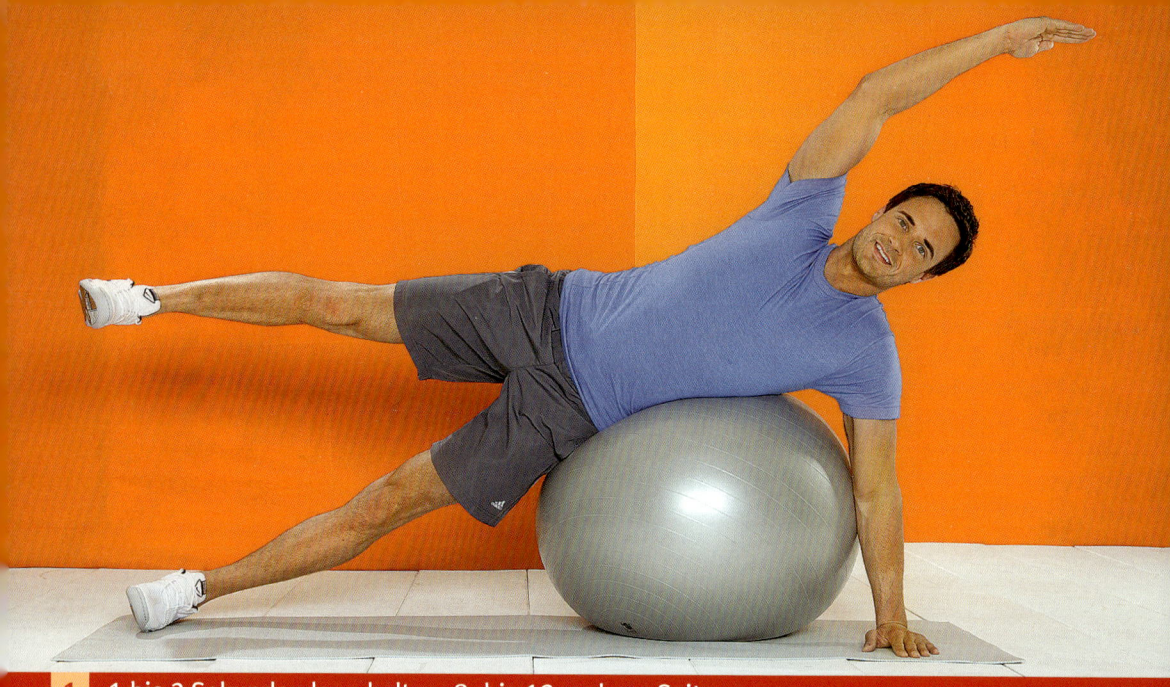

3. Abduktoren-Lift

Übungsziele: Bei dieser Übung trainieren Sie speziell die an der Körperflanke liegenden Bein- und Hüftmuskeln. Rumpf und Schulterbereich stabilisieren den Körper während der Bewegung.

> › Legen Sie sich in Seitlage mit der Taille über den Ball. Strecken Sie das untere Bein aus und setzen Sie den Fuß mit der Außenkante auf. Ziehen Sie die Fußspitze leicht an.

> › Winkeln Sie den unteren Ellbogen leicht an und stützen Sie sich mit der Handfläche vor dem Ball ab.

> › Den oberen Arm strecken Sie in Verlängerung des Rumpfes über Ihren Kopf und unterstützen so die Körperspannung.

1 > › Aus dieser Position heben Sie das obere Bein gestreckt an, halten kurz die Position und führen das Bein dann zurück, ohne es jedoch abzusetzen. Der Arm bleibt ausgestreckt.

> › Wechseln Sie nach einem Durchgang die Seite.

Wichtig: Die gesamte Bewegung verläuft, von oben betrachtet, genau in einer Linie. Achten Sie insbesondere auch auf das stützende Bein: Halten Sie Knie- und Fußgelenk stabil.

TIPP: Die Übungs- intensität steigern
Führen Sie Ihre Bein-Lifts betont langsam und konzentriert aus. Beginnen Sie die Übung zunächst mit kleinen Bewegungsradien und steigern Sie allmählich die Amplitude.

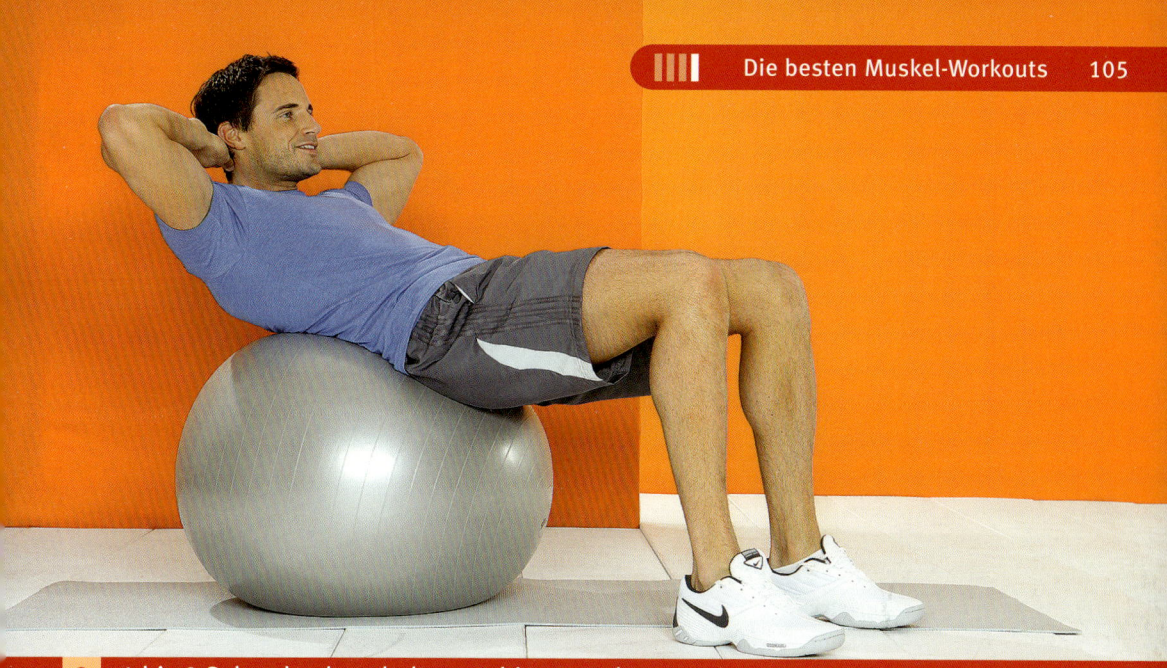

2 **1 bis 2 Sekunden lang halten, 8- bis 12-mal**

4. Basic-Crunch

Übungsziele: Die Bauchmuskeln werden hier besonders intensiv aktiviert. Denn die geraden, schrägen und queren Bauchmuskeln sind nicht nur für das Aufrichten zuständig, sondern müssen auch Ihren Rumpf auf dem Ball ausbalancieren.

› Legen Sie sich mit rechtwinklig angestellten Beinen so auf den Ball, dass der untere Rücken komplett aufliegt. Die Füße haben einen stabilen Stand.

2 › Nehmen Sie Ihre Handflächen locker hinter den Kopf und ziehen Sie Ihre Ellbogen leicht nach außen. Heben Sie Ihren Oberkörper langsam und leicht in einem harmonischen Bogen an.

› Halten Sie die Muskelspannung 1 bis 2 Sekunden lang. Kehren Sie dann zurück in die Ausgangsposition. Ihr Rücken sollte jetzt seine normale Schwingung aufweisen und kein Hohlkreuz bilden.

Wichtig: Die Bewegung verläuft betont langsam, und Sie müssen Ihren Oberkörper nur wenig anheben. Führen Sie den Crunch ohne Schwung durch.

TIPP: Die Übungs-intensität steigern
Sie können den Schwierig-keitsgrad der Übung durch Ihre Position auf dem Ball variieren: Je weiter Sie den Ball in Richtung Gesäß rollen, desto schwieriger wird die Übung. Je weiter Sie ihn in Richtung Schultern rollen, desto leichter wird sie.

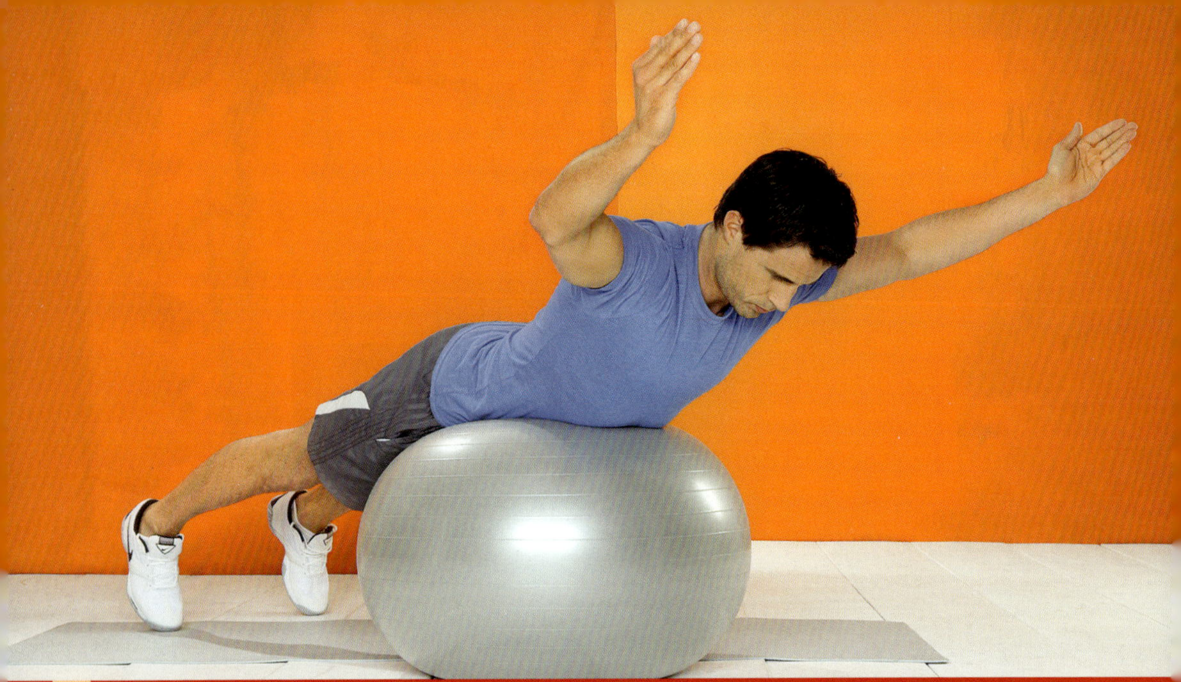

2 8- bis 12-mal

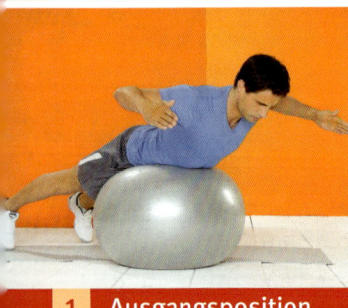

1 Ausgangsposition

5. Rückenstrecker

Übungsziele: Sie fordern Ihre Rückenstrecker intensiv, indem Sie den Rücken aufrichten und zugleich Ihr Gleichgewicht halten.

> Legen Sie sich in Bauchlage über den Ball, sodass Ihr Becken ganz abgestützt ist. Stabilisieren Sie Ihren Körper mithilfe der Fußspitzen.

1 > Spannen Sie Ihre Gesäßmuskeln an, und richten Sie den Rücken langsam so auf, dass er eine Linie mit Ihren Oberschenkeln bildet. Heben Sie die Ellbogen auf Schulterhöhe.

2 > Führen Sie nun Ihre Arme mit den Ellbogen voran weiter nach oben bis über den Kopf. Auf diese Weise intensivieren Sie die Muskelspannung und aktivieren zusätzlich die Muskeln zwischen den Schulterblättern.

> Senken Sie dann die Arme mit den Ellbogen voran bis in die Ausgangsposition ab. Der Rücken bleibt gerade und stabil.

Wichtig: Führen Sie die Übung stets symmetrisch aus; Ihr Rücken darf nicht seitlich ausweichen! Beenden Sie die Aufrichtebewegung, sobald der Rücken seine normale Schwingung im Bereich der Lendenwirbelsäule zeigt (Lordose). Ihr Blick zeigt während der Übung nach unten.

TIPP: Die Übungsintensität steigern
Je weiter Sie den Ball in Richtung Becken rollen, desto schwieriger wird die Übung. Je weiter Sie ihn in Richtung Brust rollen, desto leichter wird sie.

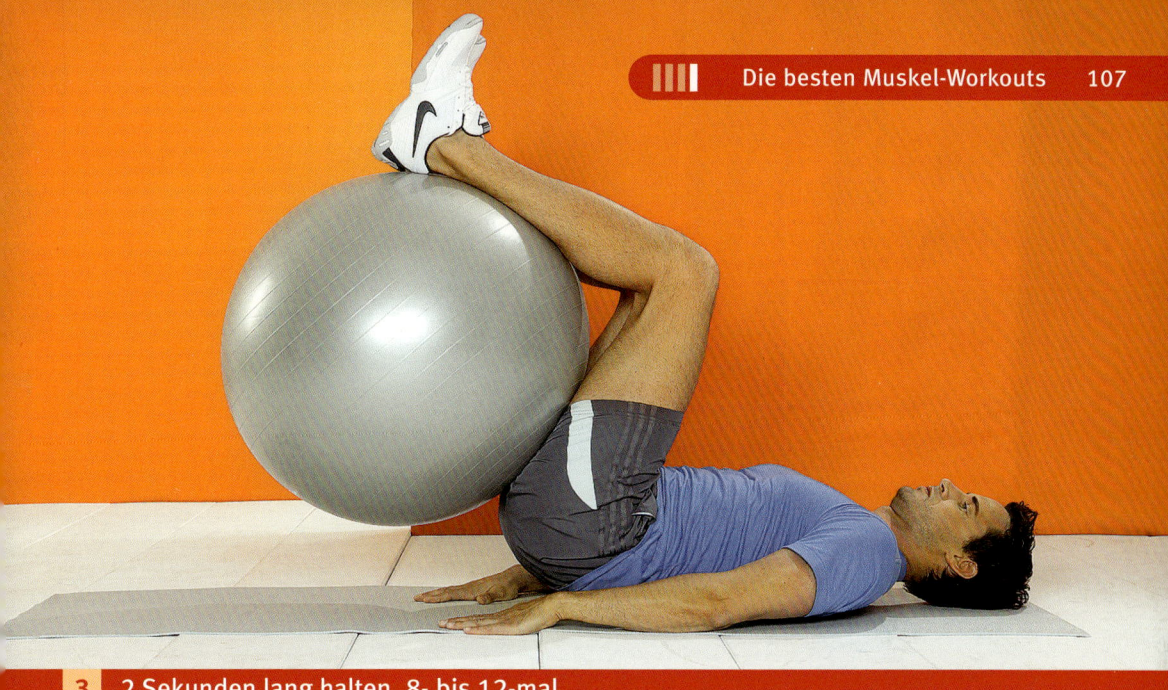

3 2 Sekunden lang halten, 8- bis 12-mal

6. Beckenheber

Übungsziele: Die Bauchmuskeln werden in ihrer Funktion, das Becken zu stabilisieren, angesprochen. Maßgeblich beteiligt sind die unteren Anteile der Bauchmuskulatur.

> Legen Sie sich auf den Rücken. Ihre Arme liegen zur Stabilisierung neben dem Körper.

> Klemmen Sie sich den Ball zwischen Ihre Fersen und die Beinrückseite.

3 > Spannen Sie Ihre Bauchmuskeln an, und führen Sie den Ball etwas nach oben, indem Sie Ihr Steißbein mit der Kraft der unteren Bauchmuskeln anheben.

> Halten Sie diese Position etwa 2 Sekunden lang. Lassen Sie die Bauchmuskeln angespannt, wenn Sie in die Ausgangsposition zurückkehren.

Wichtig: Die Bewegung verläuft langsam und konzentriert in sehr kleinen Bewegungsradien. Vermeiden Sie jeden Schwung, und führen Sie den Ball nicht zu weit in Richtung Oberkörper, da die Übung dann weniger wirkungsvoll ist.

TIPP: Die Übungsintensität steigern
Konzentrieren Sie sich auf die Bewegung und heben Sie den Ball mit den Knien voran in Richtung Decke – weniger in Richtung Schulter.

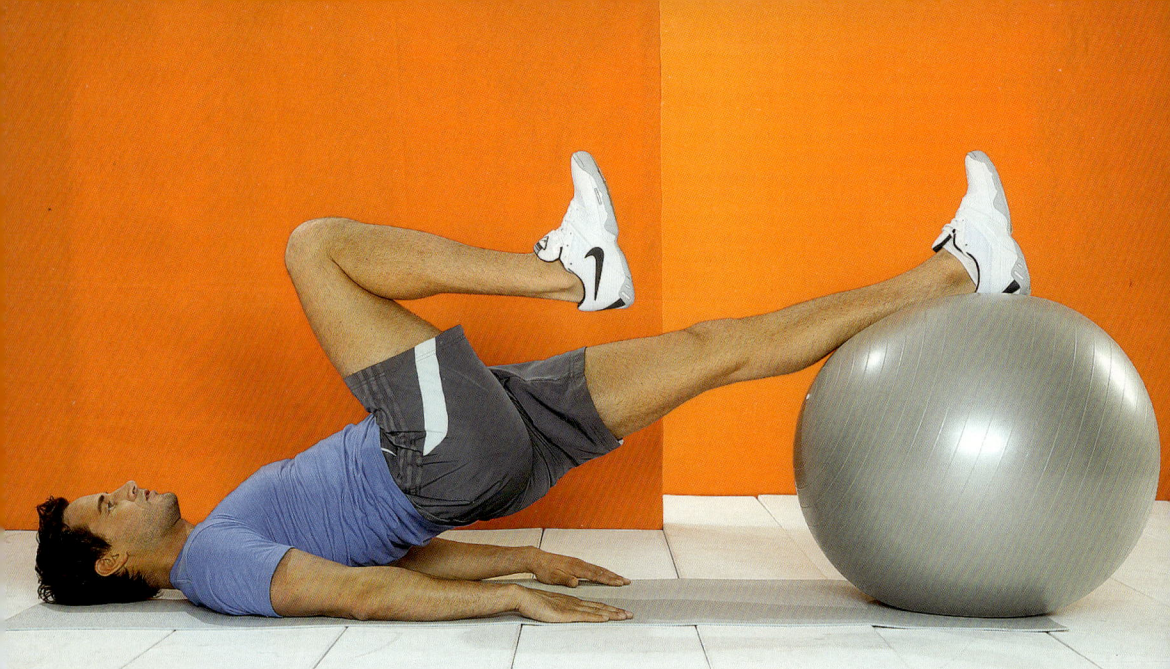

7. Gesäßtrainer – intensiv

Übungsziele: Sie kräftigen intensiv die Muskeln der Oberschenkelrückseiten, den großen Gesäßmuskel sowie den Rückenstrecker im Bereich der Lendenwirbelsäule.

TIPP: Die Übungsintensität steigern
Sobald Sie diese schwierige Übung gut beherrschen, können Sie Ihr Becken zusätzlich leicht absenken und dann wieder in die gerade Linie anheben.

> Legen Sie sich auf den Rücken. Ihre Arme liegen zur Stabilisierung neben dem Körper. Stellen Sie Ihre Fersen mit gestreckten Beinen so auf den Ball, dass Sie ihn kontrollieren können.

> Spannen Sie Ihre Rumpfmuskeln an, und verlagern Sie Ihr Gewicht auf ein Bein.

1 > Winkeln Sie das andere Bein an und ziehen Sie es zum Oberkörper hin. Dabei balancieren Sie Ihren gestreckten Körper auf dem anderen Bein aus.

> Halten Sie die Spannung 3 bis 4 Sekunden, kehren Sie dann in die Ausgangsposition zurück und wechseln Sie das Bein.

Wichtig: Halten Sie Ihren Rumpf stets stabil und in einer Linie mit dem Oberschenkel. Achten Sie darauf, dass Ihr Becken weder absinkt noch seitlich wegkippt.

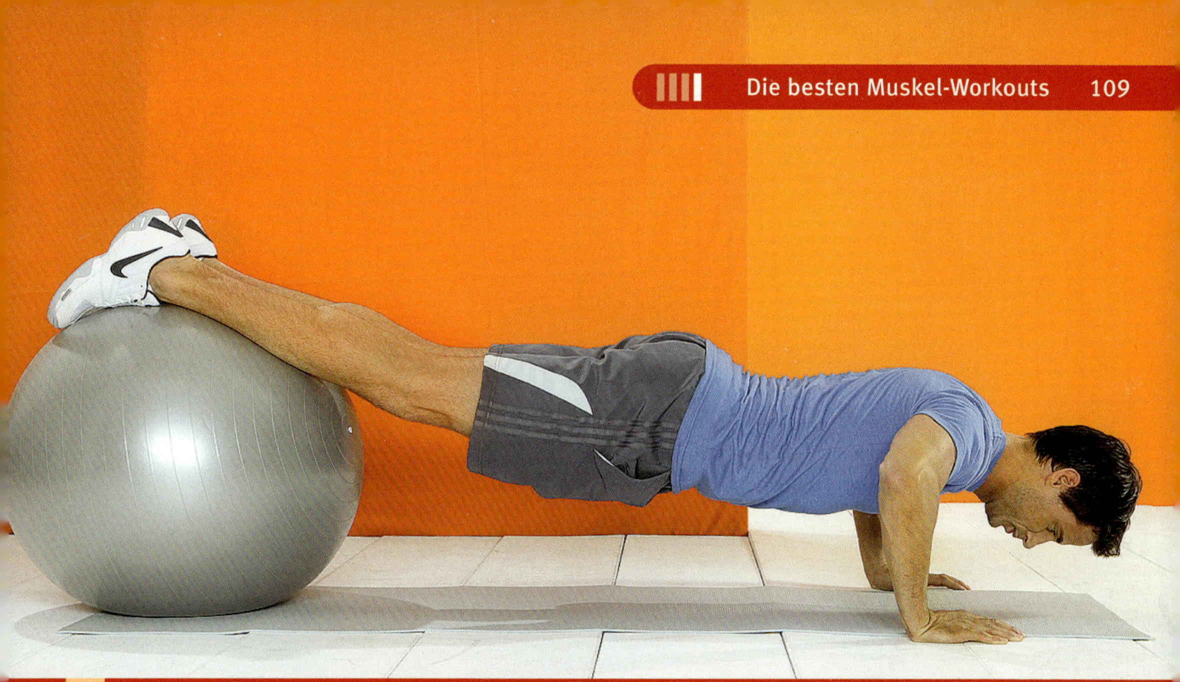

2 8- bis 12-mal

8. Balance-Liegestütz

Übungsziele: Sie trainieren mit dieser Ganzkörperübung nahezu alle großen Muskelgruppen. Im Vergleich zum klassischen Liegestütz ist sie deutlich anstrengender. Das liegt einerseits an der Erhöhung der Beine und der größeren Hebelwirkung, andererseits an dem wackeligen Ball, den Sie ausbalancieren müssen.

> Gehen Sie in den Liegestütz und setzen Sie Ihre Hände etwa schulterbreit voneinander entfernt auf.

> Legen Sie Ihre Füße so auf den Ball, dass Sie ihn mit Ihren Fußrücken kontrollieren können. Spannen Sie zur Stabilisierung Ihre Bauch- und Gesäßmuskeln an.

2 > Führen Sie aus dieser Position einen gestreckten Liegestütz aus, bis die Ellbogen etwa rechtwinklig gebeugt sind. Halten Sie den Ball dabei stets unter Kontrolle, und achten Sie auf eine harmonische Bewegungsausführung.

Wichtig: Vermeiden Sie, dass Ihr Becken absinkt und Sie ins Hohlkreuz gehen.

TIPP: Die Übungsintensität steigern
Je nachdem, wie weit voneinander entfernt Sie Ihre Hände aufsetzen, können Sie die Wirkung variieren. Eine weitere (über schulterbreite) Handstellung stärkt die Brustmuskulatur, eine engere Stellung stärkt die Armstrecker (Trizeps).

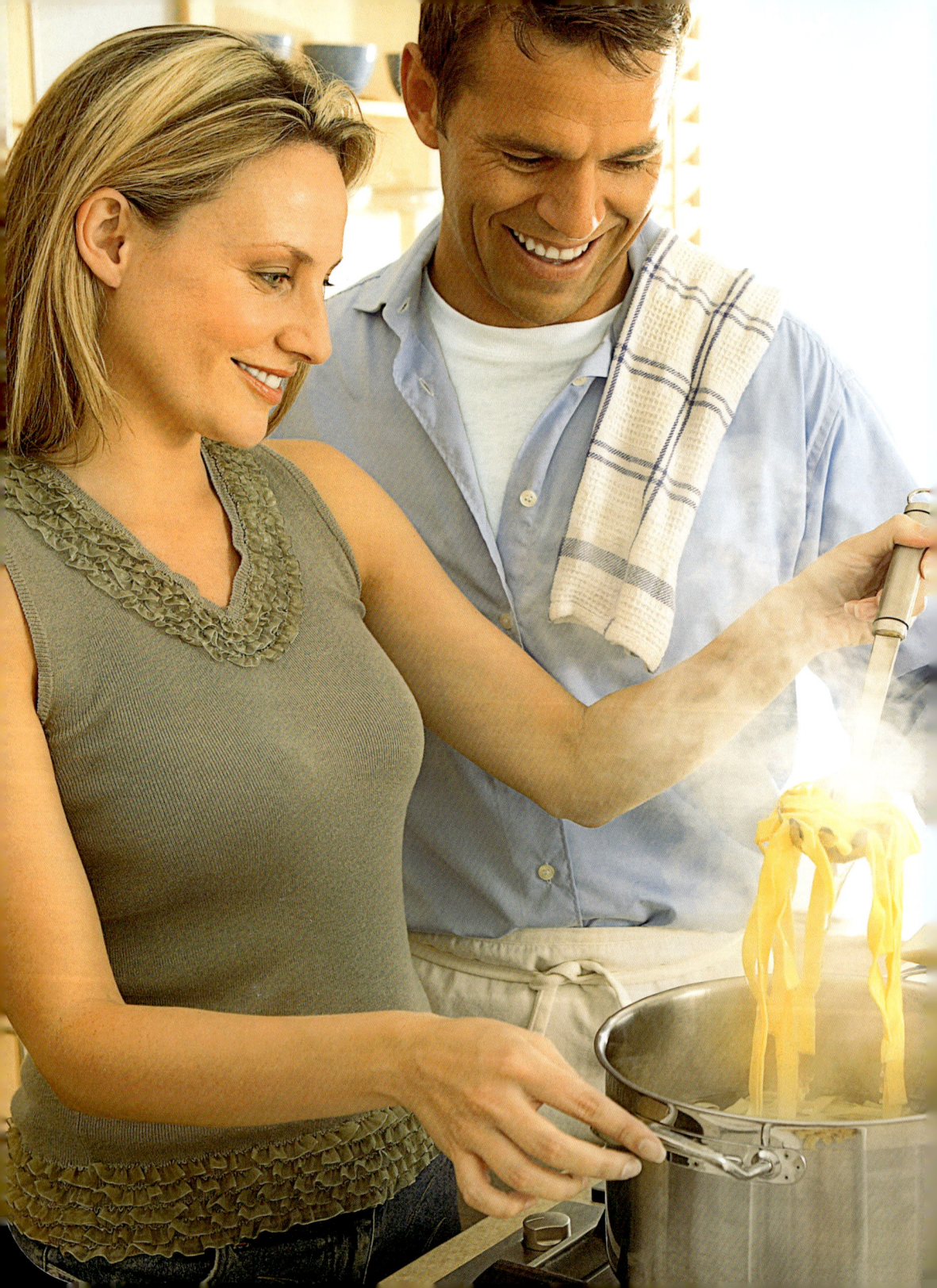

ESSEN & TRINKEN, DAS FIT MACHT

Bewegung und Fitness kurbeln den Stoffwechsel ordentlich an. Wenn Sie außerdem das Richtige zur rechten
Zeit essen, steht der Topfigur nichts mehr im Wege!

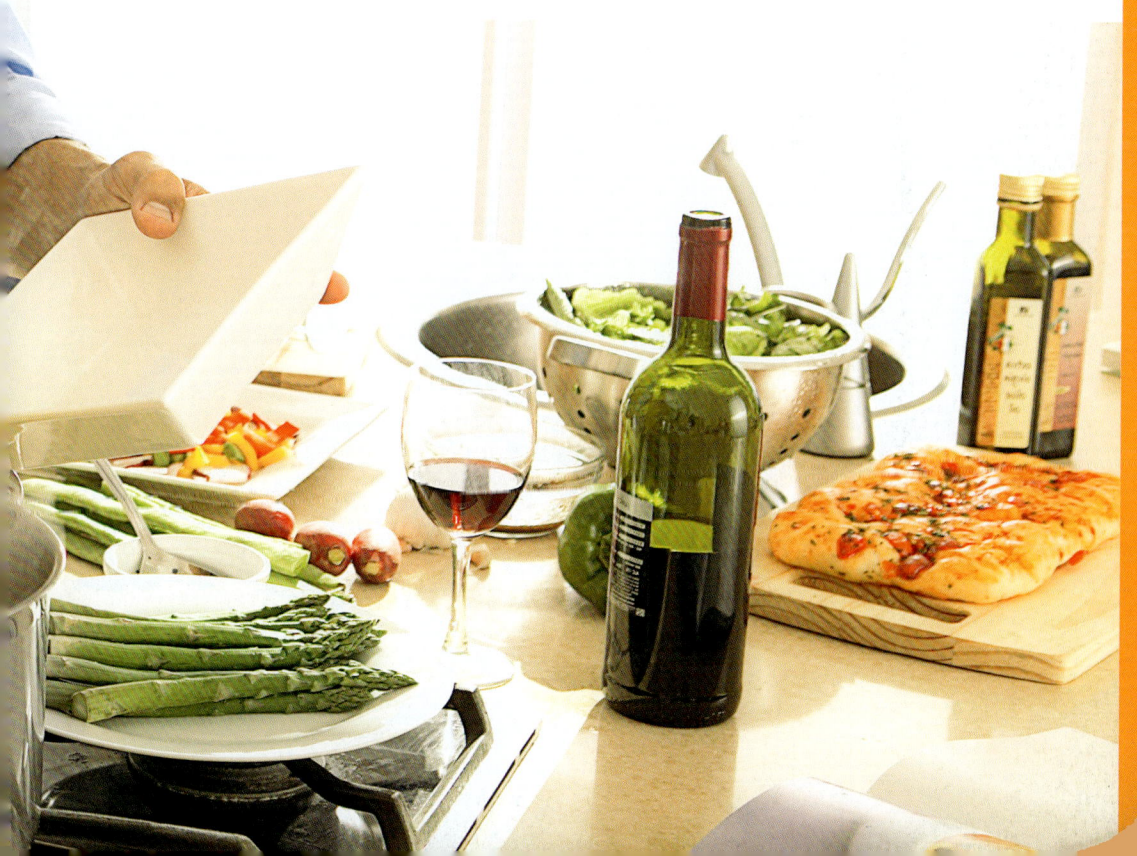

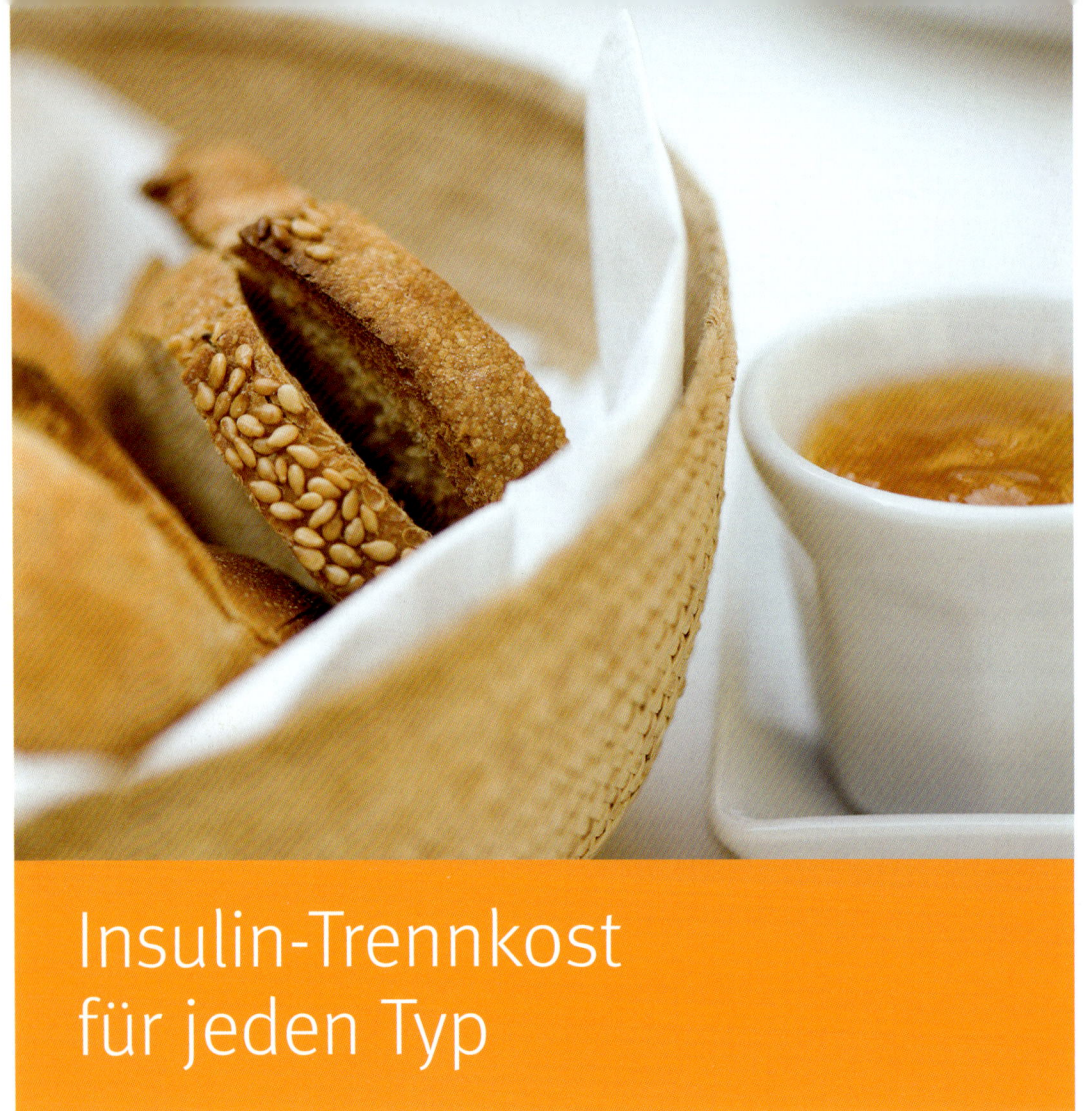

Insulin-Trennkost für jeden Typ

Sich nach der Insulin-Trennkost zu ernähren ist einfach. Es gibt dabei nur wenige Regeln zu beherzigen, und die tun nicht weh. Sie sagen, zu welchem Tageszeitpunkt Sie welche Nährstoffe zu sich nehmen sollten. Wenn Sie sich daran halten, auf Zwischenmahlzeiten verzichten und nicht zu viele Kalorien aufnehmen, werden Sie langsam, aber sicher abnehmen. Ihr Fitness-Turbo-Bewegungsprogramm sichert den Abnehmerfolg zusätzlich und hilft Ihnen, Ihr Wunschgewicht zu halten.

Diese Ernährungsweise ist optimal auf den Rhythmus unseres Stoffwechsels abgestimmt. Sie belastet ihn nicht und nährt ihn mit den Stoffen, die er zu den unterschiedlichen Tageszeiten braucht und leicht verwerten kann. Und sie entlastet den Körper, indem sie ihm hilft, überschüssige Fettreserven loszuwerden.

Ein paar einfache Regeln fürs Abnehmen

1 **Trennkost:** Sie essen morgens reichlich Kohlenhydrate und kein tierisches Eiweiß. Mittags gibt es Kohlenhydrate und Eiweiß (oder Eiweiß pur). Abends heißt es: Eiweiß pur, keine Kohlenhydrate.

2 **Gemüse und Obst:** Gemüse passt zu jeder Mahlzeit. Zum Frühstück gibt es Rohkost und Obst. Zum Mittagessen ist Obst als Nachtisch willkommen – 1 Portion entspricht etwa einer menschlichen Faust.

3 **Kohlenhydrate:** Ideal ist eine Kohlenhydratzufuhr entsprechend dem Body Mass Index (BMI, Seite 63):
Frauen mit einem BMI unter 30 sollen morgens und mittags jeweils etwa 75 g, mit einem BMI über 30 etwa je 100 g Kohlenhydrate zu sich nehmen. Bei Männern liegen die entsprechenden Mengen bei jeweils 100 g beziehungsweise 125 g Kohlenhydrate.
Beispiele für entsprechende Lebensmittelmengen finden Sie auf Seite 116/117 und 119.

4 **Fette:** Pro Mahlzeit sollte die Menge an sichtbaren Fetten (Butter, Margarine, Öle) sowie versteckten Fetten (aus Wurst oder Käse) insgesamt 20 bis 25 g ausmachen.

5 **Kalorien:** Frauen dürfen, wenn sie abnehmen wollen, täglich 1800 bis 2000 Kilokalorien (kcal) essen, Männer bis zu 2400 kcal. 50 % sollten aus Kohlenhydraten stammen, 30 % aus Fetten und 20 % aus Eiweiß.

6 **Insulin-Auszeiten:** Bitte keine Zwischenmahlzeiten – lassen Sie vier bis fünf Stunden Pause bis zur nächsten Mahlzeit. Und essen Sie möglichst vor 20 Uhr zu Abend.

Mehr Interessantes über eine gesunde Ernährung und über die Insulin-Trennkost sowie viele bewährte Rezepte mit Portions- und Volumenangaben finden Sie in den auf Seite 122 empfohlenen Schlank-im-Schlaf-Büchern.

GU-ERFOLGSTIPP
DREIMAL RICHTIG SATT ESSEN!

Nur dreimal am Tag essen? Und abends weder Brot noch Nudeln noch Pizza? Wenn Sie sich beim Frühstück und Mittagessen wirklich satt essen, werden Sie mit den Esspausen und der Umstellung am Abend schneller klarkommen, als Sie vielleicht denken. Eine kleine Gewöhnungszeit sollten Sie aber einplanen.

Mit Kohlenhydraten fit in den Morgen

Gehören Sie zu den Menschen, die morgens auf ihr Frühstück verzichten und stolz auf die eingesparten Kalorien sind? Das sollten Sie ab sofort ändern. Morgendliche Askese macht nämlich genauso dick wie Wurst und Käse um diese Zeit (Seite 16).

Das Frühstück ist – nicht nur innerhalb der Insulin-Trennkost – die wichtigste Mahlzeit des Tages. Jetzt geht es vor allem darum, unser Gehirn nach seiner nächtlichen Fastenphase mit reichlich Zucker (Glukose) zu versorgen. Auch kommen Sie »kalt« nur schwer in Schwung, und Sie machen schneller schlapp.

Stärke und Zucker sind Kohlenhydrate: Wenn man sie morgens nicht mit tierischem Eiweiß kombiniert, sorgt das für eine schwache Insulinantwort. Pflanzliches Eiweiß, etwa in Form von Sojamilch oder vegetarischen Brotaufstrichen, ist morgens in Ordnung. Im Unterschied zum Eiweiß aus Milch, Käse oder Wurst lösen pflanzliche Proteine in der Kombination mit Kohlenhydraten nur eine vergleichsweise schwache Insulinantwort aus.

Pro Tag benötigen allein unsere grauen Zellen 120 bis 140 Gramm Glukose aus Kohlenhydraten. Die gibt es jetzt auf Vorrat für die nächsten 24 Stunden: zum Beispiel in Form eines Müslis oder eines üppigen Brotfrühstücks. Ist der Magen gut gefüllt, geht es Ihnen gut, und Sie sind leistungsfähig.

Der »Baukasten« auf Seite 116/117 hilft Ihnen, Ihr Frühstück optimal zusammenzustellen, ohne viel wiegen und Tabellen studieren zu müssen. Auch die idealen Fettmengen sind berücksichtigt.

Drei Frühstücksvarianten

Sie haben die Wahl zwischen Müsli, Reis und Obst sowie vielerlei süßen oder herzhaften Brotfrühstücken.

› Wenn Sie es morgens gerne kernig haben, mischen Sie sich Ihre Lieblingsgetreidesorten, Nüsse und Trockenobst. Anrühren können Sie Ihr Müsli mit Saft, Sojamilch, Sojajoghurt oder Reismilch; oder Sie nehmen etwas Sahne, verdünnt mit Wasser (zum Beispiel 50 ml + 150 ml) – das enthält so gut wie kein Eiweiß.

› Wer morgens Süßes mag, ist mit dem Insulin-Trennkost-Frühstück gut bedient. Erlaubt ist (fast) alles: jede Brot- oder Toast-

TIPP: Obst und Säfte
Obst ist kohlenhydratreich – essen Sie es deshalb morgens und mittags, aber nur zu den Mahlzeiten, nicht als Snack zwischendurch. Das gilt auch für Fruchtsäfte. Der hohe Traubenzuckergehalt lässt das Insulin ins Blut schießen und behindert so den Fettabbau. Abends kommt Obst bei der Insulin-Trennkost nicht auf den Tisch.

sorte, Weizenbrötchen genauso wie Vollkornbrötchen, aber auch Croissants. Dazu gibt es Ihre Lieblingsmarmelade, Honig, Butter oder Nussnougatcreme.

> Wer morgens lieber deftig und pikant isst, hält sich an fein gewürzte vegetarische Aufstriche (aus dem Supermarkt, Reformhaus, Bioladen), kombiniert mit allen Brot- und Gebäcksorten.

> Dazu gibt es Tee und Kaffee mit etwas Sahne oder Sojamilch; ausnahmsweise auch 1 bis 2 Esslöffel Milch und 1 Glas Fruchtsaft.

Pausen einhalten!

Mit einem üppigen Frühstück und einem Mittagessen mit Dessert halten Sie locker die Pause bis zur nächsten Mahlzeit ein. Vier bis fünf Stunden sind ideal. Diese Zeit brauchen Sie für die Verdauung Ihrer ersten Mahlzeit und die Normalisierung Ihres Blutzuckerspiegels. Wer zwischendurch snackt, füttert seine Fettdepots: Der kleine Schokokeks, aber auch die Möhre oder der Apfel zwischendurch sorgen für erhöhte Insulinausschüttungen – so wird die Blockade der Fettfreisetzung (Seite 16) jedes Mal wieder verlängert. Und was nicht in die Muskelzellen eingebracht und dort verwertet werden kann, wandert sofort ins Fettgewebe.

TIPP: Wenn der Heißhunger Sie plagt

In der Umstellungsphase und wenn Sie noch nicht an die üppigen Kohlenhydratportionen am Morgen gewöhnt sind, kommt es in der Essenspause gelegentlich zu Hungergefühlen. Quälen Sie sich dann bloß nicht bis zur nächsten Mahlzeit, sondern gönnen Sie sich etwas. Hier ist ein kleiner Notfallvorrat. Eine Portion füllt den Magen ohne viele Kalorien.

> 1 hart gekochtes Ei
> 1–2 Scheiben magerer gekochter Schinken
> 1 Becher Hüttenkäse
> 1 Harzer Käse mit Essig-Öl-Zwiebel-Dressing
> 1 Dose Thunfisch im eigenen Saft
> 5 kleine saure Gurken (Cornichons)
> 1 Becher Magerquark (200 g)
> 5 Nüsse (zum Beispiel Mandeln, Paranüsse, Hasel- und Walnüsse)
> Klare Brühe
> 1 Schälchen Götterspeise mit Süßstoff
> 1 Eiweißriegel (Seite 120)
> 1 großes Glas Wasser

Ihr Frühstücks-Baukasten

Kombinieren und addieren Sie die Bausteine so, dass Sie auf Ihren morgendlichen Kohlenhydrat- und Fettbedarf kommen (Seite 113).

Brot & Co.

50 g KH (Kohlenhydrate) stecken in:

Baguettebrötchen	1 Brötchen (100 g)
Bauernbrot	2 Scheiben (100 g)
Croissant	2 Stück (120 g)
Knäckebrot	7 Scheiben (70 g)
Laugenbrezel	2 Stück (120 g)
Laugenbrötchen	2 Brötchen (120 g)
Laugenstangen	2 Stück (120 g)
Milchbrötchen	2 Brötchen (100 g)
Mischbrot	2½ Scheiben (100 g)
Pumpernickel	5 Scheiben (150 g)
Roggenbrot	3 Scheiben (120 g)
Roggenbrötchen	2 Brötchen (100 g)
Rosinenbrötchen	1 Brötchen (90 g)
Vollkornbrot	3 Scheiben (150 g)
Vollkornbrötchen	1½ Brötchen (120 g)
Weißbrot, Weizentoast	5 Scheiben (100 g)
Weizenbrötchen	2 Brötchen (100 g)
Zwieback	7 Scheiben (70 g)

Dazu süße Aufstriche – 12,5 g KH stecken in:

Fruchtkonfitüre, Honig, Nussnougatcreme, Pflaumenmus oder Rübenkraut	2 TL

Dazu herzhafte Aufstriche – 20 g Fett stecken in:

Butter	2½ EL
Erdnussbutter, gesalzen	2½ EL
Halbfettbutter oder -margarine	5 EL
Pflanzenmargarine	2½ EL
vegetarischer Aufstrich	5 EL

Dazu frisches Obst – 12,5 g KH stecken in:

Ananas	100 g
Apfel	1 Stück, klein
Aprikosen	3 Stück
Banane	½ Stück, mittelgroß
Birne	1 Stück, klein
Beeren	250 g
Grapefruit	½ Stück
Honigmelone	¼ kleine Melone
Kiwi	1½ Stück
Mandarinen	2–3 Stück
Pfirsich	1 Stück
Weintrauben	75 g

... oder Rohkost – 2 g KH stecken in:

Tomate	1 Stück
Salatgurke	¼ Stück (100 g)
Paprika	½ Stück
Radieschen	4 Stück

Müsli & Flakes

50 g KH stecken in:

Cornflakes, gesüßt	12 EL
Cornflakes, ohne Zucker	16 EL
Flockenmischung/Mehrkornflocken	8 EL
Fruchtmüsli, ungesüßt	8 EL
Getreideschrot	8 EL
Haferflocken, kernige	8 EL
Knuspermüsli	7 EL
Schokomüsli	8 EL
Weizen-/Dinkelpops	16 EL

Plus Nüsse & Saaten – 10 g Fett stecken in:

Cashewkerne	25 Stück
Haselnüsse	14 Stück
Leinsamen	6 TL
Mandeln	15 Stück
Sonnenblumenkerne	4 TL
Walnüsse	7 Stück

Anstatt mit Milch wird angerührt mit ...

Ananassaft	200 ml (25 g KH)
Apfelsaft	200 ml (25 g KH)
Orangensaft	250 ml (25 g KH)
Grapefruitsaft	250 ml (25 g KH)
Multivitaminsaft	200 ml (25 g KH)
Traubensaft	150 ml (25 g KH)

Frühstücksbeispiele – jedes à 100 g KH

> 3 Weizenbrötchen + 3 TL Margarine + 2 TL Erdbeermarmelade + 1 TL Honig + 1 TL Nussnougatcreme

> 1 Mehrkornbrötchen + 2 Croissants + 250 ml Orangensaft

> 3 Laugenbrezeln + 2½ EL Butter + ½ Banane

> 4 Scheiben Vollkornbrot + 3 EL Olivenölmargarine + Tomatenscheiben + Gurkenscheiben + 250 ml Grapefruitsaft

> 8 EL Haferflocken + 150 ml Traubensaft + 1 Brötchen + 1 EL Margarine

> 8 EL Getreideflocken + 8 EL Weizenkeime + 150 ml Orangensaft + 1 Becher Soja-Vanille-Joghurt

Sahne (1:3 mit Wasser verdünnt)	3 EL (10 g Fett)
Sojamilch, ungesüßt	250 g (5 g Fett)
Vanille-Sojamilch	250 g (5 g Fett)

Plus Trockenobst – 25 g KH stecken in:

Apfelringe	40 g
Aprikosen	50 g
Bananenchips	40 g
Datteln	40 g
Feigen	40 g
Rosinen	30 g
Trockenpflaumen	40 g

GU-ERFOLGSTIPP
POWER-KOMBI

Hülsenfrüchte sind
tolle Eiweißlieferan-
ten. Mittags kombi-
niert mit Kartoffeln
oder Nudeln, wird Ihr
Körper mit reichlich
Energie und Muskel-
baustoffen versorgt.
Linsen und Sojapro-
dukte wie Tofu lassen
das Insulin nur mo-
derat ansteigen, Boh-
nen etwas mehr.

Mittags Mischkost für starke Leistungen

Zwischen 11 und 16 Uhr ist Ihr Körper biorhythmisch gesehen voll auf Tagesaktivität eingestellt: In diesem Zeitfenster werden Kohlenhydrate und Eiweiß wesentlich schneller von den Muskelzellen aufgenommen als morgens. Denn wer tagsüber aktiv ist, regt den Energieverbrauch seiner Muskeln an. Die Zellkraftwerke (Mitochondrien) verbrennen nun leichter den Überschuss an Zucker und Fett. Hierdurch wird die Zelle wieder empfindlich für das Insulin und kann Fett, Eiweiß und Zucker aufnehmen, um diese zu verwerten und zu verbrennen.

Deshalb haben Sie zum Mittagessen die freie Wahl: Jetzt stehen Fisch und mageres Fleisch, Nudeln, Reis oder Kartoffeln sowie Gemüse oder Salat auf dem Speiseplan. Das entspricht der Mischung von Kohlenhydraten (etwa 100 Gramm pro Mahlzeit, Seite 113) und Eiweiß (Berechnung im Kasten unten). Auch für Sandwiches und gehaltvolle Suppen ist mittags der richtige Zeitpunkt.

Anschließend gibt es nach Gusto ein Dessert wie Kuchen, Kekse, Obst oder auch Schokolade.

Und zu trinken? Alle kalorienfreien Getränke wie Wasser oder Tee gehen in Ordnung. Säfte und Saftschorlen sind zu Mischkostgerichten erlaubt. Dasselbe gilt für alkoholfreies Bier, das oft mehr

KLEINE MENGEN-LEHRE

> **100 g Kohlenhydrate** stecken zum Beispiel in 130 g Spaghetti oder Reis, 670 g Kartoffeln, 200 g weißen Bohnen (Rohgewicht).
> **Eiweiß:** Pro BMI-Einheit (Seite 63) rechnen Sie mittags und abends je 1,5 g Eiweiß. Bei einem BMI > 25 essen Sie etwa 200 g Fisch, Fleisch, Käse oder Hülsenfrüchte, 225 g und mehr bei einem BMI > 30. Die Formel dazu: $BMI \cdot 1,5 \cdot 5 = x$ g Eiweiß (Faktor 5, weil frische Eiweißprodukte nur 20 % Proteine enthalten).
> **20 g Fett** pro Mahlzeit können 2 EL Pflanzenöl, 25 g Butter oder 2 EL Mayonnaise (80 %) sein.
> **Gemüse** dürfen Sie jeweils gerne bis zu 500 g essen – oder 250 g Salat und mehr, wenn Sie das schaffen.

Kohlenhydrate enthält als ein Pils. Wenn Bier, dann in Maßen: bis maximal 0,5 l. Oder trockener Rot- bzw. Weißwein: für Frauen 0,25 l, für Männer 0,35 l. Nach dem Sport ist auch eine Weißweinschorle erfrischend.

Abends Eiweiß für den Turbo-Effekt

Nachdem Sie morgens und mittags genügend Kohlenhydrate zu sich genommen haben, gibt es zum Abendessen reichlich Eiweiß, um die besten Voraussetzungen für die nächtliche Fettverbrennung zu schaffen. Essen Sie sich jetzt mit magerem Fleisch oder Fisch und mit Gemüse oder Salat richtig satt. So unterstützen Sie die nächtliche Arbeit des Wachstumshormons (HGH). Fettabbau, Muskelwachstum (insbesondere nach sportlicher Aktivität) und alle Regenerationsprozesse im Körper werden angeregt. Die Energie dafür holt sich der Körper aus den Fettzellen, denn die sind jetzt nicht durch einen von Kohlenhydraten ausgelösten Insulinüberschuss blockiert.

Das Tolle an der abendlichen Eiweiß-Trennkost: Es bleibt nichts am Bauch. Proteine werden unmittelbar nach der Aufnahme vom Körper verwertet oder in Wärme umgewandelt.

Ganz entscheidend: Die Kohlenhydrate fallen nahezu weg. Das heißt, auf dem Teller dürfen alle Salat- und Gemüsekreationen liegen, sofern kein Brot und keine Kartoffeln oder höher konzentrierte Kohlenhydrate wie Mais, Mohren und Bohnen dabei sind – und auch kein Obst. Dazu gibt es Fisch, Geflügel, Fleisch, Eiergerichte und Milchprodukte wie Quark in allen Variationen.

Wenn Sie Ihre Fettdepots besonders rasch schrumpfen lassen wollen, trinken Sie abends zum Essen Wasser und Tee. Wenn Sie es nicht so eilig haben, dann können Sie auch ein Glas Wein oder Bier genießen.

Baukasten fürs Mittag- und Abendessen

Das steht mittags zur Wahl:

> Getreide/-produkte (Brot, Gebäck, Grieß, Nudeln), Reis, Kartoffeln

> Gemüse, frische Hülsenfrüchte wie Erbsen und Bohnen, Pilze und Salate

> Obst und Obstprodukte

kombiniert mit:

> Milch, Sauermilchprodukten, Quark oder Käse; Geflügel, Fleisch, Fisch, Eiern oder Hülsenfrüchten

… und das abends:

> Milch, Sauermilchprodukten, Quark oder Käse; Geflügel, Fleisch, Fisch, Eier und gelegentlich Linsen

kombiniert mit:

> Gemüse und Salat

Wer viel trainiert, kann trotzdem (immer noch) ein paar Pfunde zu viel auf den Rippen haben. Wir werden oft von sportlich sehr aktiven Menschen gefragt, ob die Insulin-Trennkost für sie geeignet ist, vor allem ob die Kohlenhydrate ausreichen. Wenn Sie mithilfe dieses Buches die Freude am Training entdeckt haben und inzwischen richtig viel tun, haben Sie sich dies vielleicht auch schon mal gefragt.

Menschen, die intensiv trainieren, sind mit der Insulin-Trennkost bestens beraten. Sie müssen sie allerdings ihren besonderen Bedürfnissen entsprechend leicht abwandeln.

Mehr Kohlenhydrate bei längeren Belastungen

Da der Körper bei hohen Beanspruchungen mehr Kohlenhydrate verbraucht, müssen diese in ausreichendem Maß zur Verfügung stehen. Dafür sorgen in erster Linie die Depots in der Leber und der Muskulatur. Sie speichern den Blutzucker in Form von Glykogen. Bei Trainierten kommen dabei etwa 250 bis 300 Gramm zusammen, bei sehr fitten Ausdauersportlern auch deutlich mehr. Diese Glykogenspeicher reichen in der Regel für bis zu einer Stunde intensiver Muskelarbeit. Dies gilt für Ausdauer- wie für Kraftsport.

> Wer **weniger als eine Stunde pro Tag** Sport treibt, liegt mit der Insulin-Trennkost und den auf Seite 113 empfohlenen Kohlenhydratmengen auf der sicheren Seite. Die Glykogenspeicher sind durch das Kohlenhydrat-Frühstück und das Mischkost-Mittagessen ausreichend gefüllt, um die Muskeln mit genügend Glukose zu versorgen.

> Wer **länger als eine Stunde** intensiv Sport betreibt, zum Beispiel Radrennfahren oder Langstreckenlauf, kann sich ebenfalls nach dem Insulin-Trennkost-Prinzip ernähren. Um den erhöhten Kohlenhydratbedarf zu decken, empfehlen wir bei einem abendlichen Training folgende Vorgehensweise:

Wichtig: Kohlenhydrate vor und nach dem Training!

> Nehmen Sie ein bis zwei Stunden **vor dem Training** zusätzlich ungefähr 50 Gramm Kohlenhydrate zu sich, am besten solche, die langsam verwertbar und ballaststoffreich sind (Slow Carbs) wie etwa in Müsliprodukten – natürlich ohne tierisches Eiweiß (Milch etc.). Diese Kohlenhydrate lassen den Insulinspiegel nicht hochschnellen (und dann zu tief absinken, Seite 18), weil der Zucker nicht auf einmal, sondern nach und nach ins Blut gelangt. Ideal für diesen Zweck sind die Schlank-im-Schlaf-Energieriegel: Sie enthal-

ten hochwertige Slow Carbs, kombiniert mit pflanzlichem Eiweiß und wichtigen Vitaminen (Bezugsquelle Seite 123).

> Füllen Sie Ihre Glykogenspeicher **nach dem Training** so schnell wie möglich wieder auf – möglichst binnen einer halben bis höchstens einer Stunde. In dieser Phase saugen die Speicher die Glukose aus der Nahrung förmlich auf. Erfolgt das »Nachladen« später, sind die Muskelzellen deutlich weniger insulinempfindlich, und ein Großteil der Energie landet statt in den Glykogenspeichern in den Fettdepots!
Je nach Dauer und Intensität der Trainingseinheit können Sie jetzt 100 bis 200 Gramm Kohlenhydrate zu sich nehmen. Gut geeignet sind dazu Fruchtsäfte mit schnell verwertbaren Kohlenhydraten (zum Beispiel Apfel-, Orangen- oder Multivitaminsaft). Dazu gibt es ein kohlenhydratreiches Pastagericht, zum Beispiel Spaghetti mit Knoblauch und Olivenöl oder mit Tomatensauce.

So geben Sie Ihren Muskeln Futter

Beim Krafttraining verbrauchen Sie im Vergleich zum Ausdauertraining bei gleicher Trainingsdauer deutlich weniger Kalorien. Allerdings ist beim Krafttraining der Anteil der verbrannten Kohlenhydrate wesentlich höher, was unter dem Strich zu einem vergleichbaren Kohlenhydratbedarf führt.

> Bei einem Krafttraining von **nicht mehr als einer Stunde pro Tag** können Sie sich an unsere Standardempfehlungen für Kohlenhydrate halten.

> Trainieren Sie Ihre Muskeln **länger als eine Stunde täglich,** sollten Sie auch hier ein bis zwei Stunden vorher die Glykogenspeicher durch einen Kohlenhydrate-Snack aufladen und gleich nach dem Training schnell resorbierbare Kohlenhydrate nachladen.

Effektiver Muskelaufbau

Um Muskelmasse aufbauen zu können, benötigt Ihr Körper ausreichend »Baustoffe«: bestimmte Eiweißbausteine, die er nicht selbst herstellen kann (essenzielle Aminosäuren). Je nach Trainingsziel sollten Sie in intensiven Trainingsphasen – sofern Ihre Nieren gesund sind – täglich 1,5 bis maximal 2,0 Gramm Eiweiß pro Kilogramm Körpergewicht über die Nahrung zu sich nehmen. Wichtig: Achten Sie darauf, dass das Eiweiß aus pflanzlichen und tierischen Quellen stammt, um möglichst das gesamte Spektrum essenzieller Aminosäuren abzudecken. Kombinieren Sie zum Beispiel Fleisch- und Milcheiweiß (etwa Hühnchen und Magerjoghurt). Besonders gut geeignet ist übrigens das (Voll-)Ei, da es alle wichtigen Aminosäuren enthält und entgegen früherer Annahmen den Cholesterinspiegel nicht erhöht.

Bücher, die weiterhelfen

Die »Schlank im Schlaf«-Reihe aus dem GRÄFE UND UNZER VERLAG

Pape, Dr. med. D./Schwarz, Dr. med. R./ Trunz-Carlisi, E./Gillessen, H.:

Schlank im Schlaf. Die revolutionäre Formel: So nutzen Sie Ihre Bio-Uhr zum Abnehmen

Schlank im Schlaf: Der 4-Wochen-Power-Plan

Schlank im Schlaf: Das Kochbuch

Schlank im Schlaf für Berufstätige

Mehr zum Thema »Abnehmen & Figur«

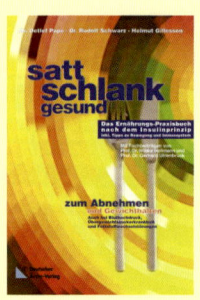

Pape, D./Schwarz, R./ Gillessen, H.: **Satt, schlank, gesund. Das Ernährungs-Praxis-buch nach dem Insulin-prinzip.** Deutscher Ärzte-Verlag, Köln

Lafer, J./Pape, Dr. med. D.: **Lafer nimmt ab.** GRÄFE UND UNZER VERLAG, München

Adam, O.: **Genussvoll essen und abnehmen.** Walter Hädecke Verlag, Weil der Stadt

Hollmann, W./Hettinger, T.: **Sportmedizin. Grundlagen für Arbeit, Training und Präven-tivmedizin.** Schattauer Verlag, Stuttgart

Weitere Bücher zum Thema aus dem GRÄFE UND UNZER VERLAG

Bimbi-Dresp, M.: **Das große Pilates-Buch. Die Original-Übungen für alle Könnensstufen**

Elmadfa, Prof. Dr. I., u. a.: **Die große GU Nähr-wert-Kalorien-Tabelle**

Hederer, M.: **Laufen statt Diät**

Korte, A.: **Pilates. Das 3-Stufen-Programm**

Rüdiger, M.: **Bauch, Beine, Po. Bodystyling BBP**

Tschirner, T.: **Fit mit Hanteln** und **Fit mit dem Thera-Band**

Trunz-Carlisi, Elmar: **Personal Trainer. Tests und Workouts nach Maß**

Winkler, N.: **Bauch, Beine, Po intensiv** und **Core-Training für Bauch, Beine, Po** (Übungs-buch mit DVD)

Adressen, die weiterhelfen

Institut für Prävention und Nachsorge (IPN)

Elmar Trunz-Carlisi
Kirchstraße 13, 50996 Köln
www. ipn.eu

Ernährungsmedizin und Adipositas-Konzept

Dr. med. Detlef Pape
Zweigertstraße 37–41, 45130 Essen
Tel. 02 01/7 49 55 77

Deutsche Gesellschaft für Sportmedizin und Prävention

Hugstetter Straße 55, 79106 Freiburg
www.dgsp.de

Deutsche Gesellschaft für Ernährung e.V. (DGE)

Godesberger Allee 18, 53175 Bonn
www.dge.de

Weiterführende Infos

www.adipositas-gesellschaft.de
Viele Infos zum Thema Abnehmen
www.dehag.de
Aquafitness

Personal Trainer

www.personaltrainer.de
www.personal-trainer-network.de
www.personalfitness.de

Bestelladressen

Kohlenhydratriegel für das Frühstück, Protein-
riegel, Trinknahrung und spezielle Brotback-
mischungen für das Abendessen:

InsuLean GmbH & Co. KG

Goethestraße 100, 45130 Essen
Tel. 02 01/7 49 55 77, Fax 02 01/7 49 55 93
www.insulean.de

Sportartikel wie die Übungsbälle erhalten Sie
in Sportfachgeschäften oder zum Beispiel bei:
www.cardiofitness.de

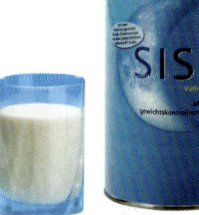

Sachregister

Die Übungen

Impressum

© 2009 GRÄFE UND UNZER VERLAG GmbH, München

Redaktion: Reinhard Brendli

Freie Mitarbeit (Text): Anna Cavelius

Lektorat und Satz: Felicitas Holdau

Bildredaktion: Henrike Schechter

Layout: independent Medien-Design (Claudia Hautkappe)

Herstellung: Christine Mahnecke

Reproduktion: Repro Ludwig, Zell am See

Druck: Firmengruppe APPL, aprinta druck, Wemding

Bindung: Firmengruppe APPL, sellier druck, Freising

ISBN 978-3-8338-1591-1

1. Auflage 2009

Die GU-Homepage finden Sie im Internet unter www.gu-online.de

Bildnachweis

Fotoproduktion: Kay Blaschke
Für die Unterstützung beim Styling danken wir der Firma Sport Scheck, München.

Weitere Fotos und Illustrationen: Helmut Gillessen: S. 4 (unten); GU-Archiv: vordere Umschlagseite (Kay Blaschke), S. 60 (Leonhard Lenz); Christian Hoeder: S. 4 (2. v. oben); Jump: S. 2, 6, 8, 24, hintere Umschlagseite (links); Jupiter Images: S. 3 (rechts), 110, 112; Plainpicture: S. 26, 54; Ingrid Schobel: S. 14, 17, 22, 28, 32, 37, 38, 41; Rudolf Schwarz: S. 4 (3. v. oben); Dirk Rose: S. 4 (oben)

Dank

Wir bedanken uns ganz herzlich bei Anna Cavelius, die uns dabei unterstützt hat, das Wissen aller Autoren zusammenzuführen und zu Papier zu bringen.

Wichtiger Hinweis

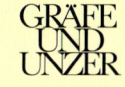

GRÄFE UND UNZER
Ein Unternehmen der
GANSKE VERLAGSGRUPPE

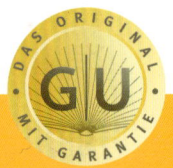

Unsere Garantie

Liebe Leserin und lieber Leser,

wir freuen uns, dass Sie sich für ein GU-Buch entschieden haben. Mit Ihrem Kauf setzen Sie auf die Qualität, Kompetenz und Aktualität unserer Ratgeber. Dafür sagen wir Danke!
Wir wollen als führender Ratgeberverlag noch besser werden. Daher ist uns Ihre Meinung wichtig. Bitte senden Sie uns Ihre Anregungen, Ihre Kritik oder Ihr Lob zu unseren Büchern. Haben Sie Fragen oder benötigen Sie weiteren Rat zum Thema? Wir freuen uns auf Ihre Nachricht!

GRÄFE UND UNZER VERLAG
Leserservice
Postfach 86 03 13
81630 München

Wir sind für Sie da!
Montag–Donnerstag: 8.00 –18.00 Uhr
Freitag: 8.00 –16.00 Uhr
Tel.: 0180 - 500 50 54*
Fax: 0180 - 501 20 54*
E-Mail: leserservice@graefe-und-unzer.de

*(0,14 €/Min. aus dem deutschen Festnetz,
Mobilfunkpreise können abweichen)

Neugierig auf GU?
Jetzt das GU Kundenmagazin und die GU Newsletter abonnieren.

Wollen Sie noch mehr Aktuelles von GU erfahren, dann abonnieren Sie unser kostenloses GU Magazin und/oder unseren kostenlosen GU-Online-Newsletter. Hier ganz einfach anmelden:
www.gu-online.de/anmeldung

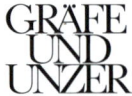

Ein Unternehmen der
GANSKE VERLAGSGRUPPE